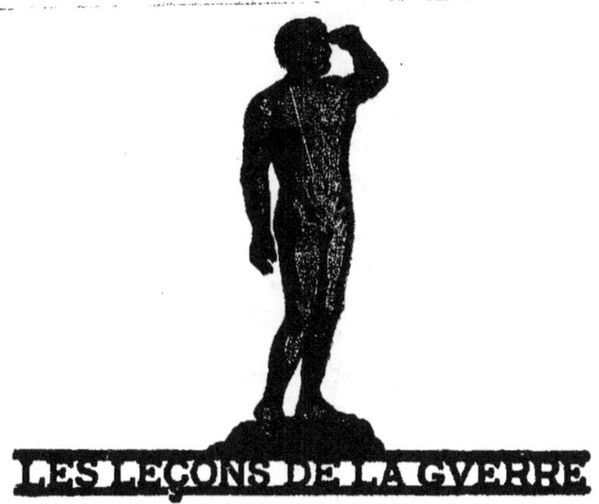

ALIMENTATION
RAVITAILLEMENT

PAR R. LEGENDRE

Préface de Ch. RICHET

Membre de l'Institut.

MASSON & Cᴵᴱ
☐ EDITEVRS ☐

LES LEÇONS DE LA GVERRE

[G. 1]

LES LEÇONS DE LA GVERRE

Pour Paraître dans la même Collection:

SOUS PRESSE :

L'Industrie Française, par Léon Guillet, Ingénieur E. C. P. Directeur au Ministère du Commerce et de l'Industrie et Jean Durand, Ingénieur E. C. P.

L'Aéronautique, par le Commandant Orthlieb, Professeur d'Aéronautique à l'Ecole supérieure de Guerre.

La Marine et la Guerre Navale, par le Capitaine de Frégate Vaschalde.

La Politique Étrangère, par Pertinax.

Les Ressources Minérales de la France, par MM. Cuvelette, Directeur général de la Société des Mines de Lens, et Bousquet, Ingénieur du Comité Central des Houillières de France.

EN PRÉPARATION :

La Banque, par Germain Martin, Correspondant de l'Institut, Professeur à l'Université de Strasbourg.

Le Commerce Français.

Les Enseignements Militaires de la Guerre.

« *LES LEÇONS DE LA GUERRE* »

Après la victoire et la paix, l'avenir est riche de promesses. Mais l'heure présente est difficile : les deuils ont été cruels, les ruines innombrables, les dévastations atroces. Souvent hélas il ne s'agit pas de restaurer, mais de reconstruire. Comment le ferons-nous ?

Plus de quatre années de batailles nous ont été une dure école. Avec des moyens diminués, un personnel décimé, il a fallu faire face à tout, aux besoins imprévus, aux difficultés grandissantes, aux formidables nécessités de la guerre. Nous y avons réussi.

Arrachés à notre quiétude, à notre horizon trop étroit, il a fallu regarder loin, il a fallu agir vite, et avec quelle puissance obstinée, dans un cadre qui, dès les premiers mois de la guerre, comprit le monde entier. Nous avons vu à l'œuvre nos amis, Anglais, Américains ou Italiens et nos ennemis aussi : souvent nous avons dû admirer leurs méthodes. Trop souvent aussi nous avons souffert de nos conceptions étriquées, de notre routine, de nos organisations compliquées et stériles. Combattants de l'avant, comme travailleurs de l'arrière, après avoir beaucoup agi, ont beaucoup réfléchi. Il nous faut profiter des enseignements de cette longue épreuve.

Aussi a-t-il semblé aux éditeurs de cette collection qu'ils feraient œuvre utile en rassemblant dans une série de courts volumes l'essentiel de nos expériences. Leur but n'a pas été de donner aux techniciens les traités spéciaux qu'ils trouveront ailleurs, mais bien de présenter à ceux qui veulent et doivent participer à l'œuvre de restauration nationale les données générales qui guideront leur action.

De l'étude du passé, de nos erreurs comme de nos succès, ne retenir que les leçons fécondes, rechercher en s'inspirant des meilleures méthodes quelles doivent être nos idées directrices et nos techniques générales, tel est le but de la Collection « Les Leçons de la Guerre ». L'autorité des écrivains qui dans ce cadre ont bien voulu résumer leur science et leur expérience nous est un sûr garant de l'accueil que lui réservera le public.

ALIMENTATION

ET

RAVITAILLEMENT

PAR

R. LEGENDRE
Docteur ès-sciences

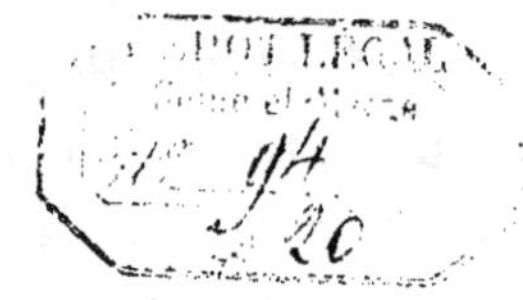

PRÉFACE DE CHARLES RICHET
Membre de l'Académie des Sciences

MASSON ET Cie, ÉDITEURS
LIBRAIRES DE L'ACADÉMIE DE MÉDECINE
120, BOULEVARD SAINT-GERMAIN, PARIS (VIe)
1920

PRÉFACE

Voici un livre dont l'utilité — ou pour mieux dire, la
nécessité — est évidente, car il n'est peut-être pas de
sujet sur lequel il ne s'accumule plus d'erreurs, de préjugés, de traditions routinières et fausses. Il semble
qu'en fait d'alimentation, chacun ait une compétence
indiscutée et puisse se permettre d'avoir un avis, et un
avis autorisé. De fait, les questions de physiologie alimentaire sont toujours très délicates, de sorte que, pour
les bien traiter, il faut, comme le Docteur Legendre,
être à la fois un physiologiste avisé, et un statisticien
prudent.

On a trop bien vu, hélas! pendant cette sinistre
guerre, les inconvénients de la commune ignorance en
matière d'hygiène alimentaire; il y eut des décrets, des
arrêtés, des réglementations qui ont eu des effets désastreux. Pourtant, dans l'ensemble, de sages mesures ont
été prises, que relate avec soin M. Legendre, grâce
auxquelles, somme toute, la nation n'a pas trop souf-

fert de la faim. Mais, si la population n'avait eu pour loi que son bon plaisir, ni la France, ni l'Angleterre, ni surtout l'Allemagne, n'eussent pu prolonger la résistance au blocus pendant des mois et des années. Une cruelle et grandiose expérience a été faite qui établit le minimum d'alimentation compatible avec la vie : et M. Legendre, en bon physiologiste, la met en pleine lumière.

Chose singulière. A mesure que la civilisation se développe, la consommation d'aliments augmente. Voici un tableau bien démonstratif à cet égard, que nous pouvons construire d'après les chiffres donnés par M. Legendre pour la consommation annuelle par habitant.

Année.	Hectolitres de blé.	Quintaux de pommes de terre.	Kilos de sucre.	Kilos de café.	Litres de vin.	Litres de bière.	Kilos de Viande.
1832	2,48	1,16	2,1	0,3	65	8,8	26
1912	3,22	3,69	16,8	2,8	168	32,0	54

Comment expliquer que le Français de 1912 brûle 3.160 calories, en aliments, alors que le Français de 1832 n'en brûlait que 1.645?

Il est possible d'ailleurs qu'il y ait une suralimentation en 1912, alors qu'en 1832 il n'y avait qu'une alimentation déficitaire. En tout cas, cette variation, suivant les époques et les pays, montre avec une grande force l'extrême souplesse de l'organisme humain qui s'adapte aux conditions les plus diverses, fût-ce même aux dépens de la santé et de la longévité.

Tous ces faits sont exposés par M. Legendre avec une précision remarquable. Et, quoique le sujet paraisse au premier abord, assez ardu, en réalité, la lecture en est très facile, très attachante.

On lira avec intérêt les efforts faits par l'Allemagne pour essayer par une sage réglementation d'amoindrir les effets du blocus. En décembre 1916, la ration des Berlinois n'était plus que de 1.350 calories, juste la moitié de la ration alimentaire normale.

Et, à ce propos, qu'il me soit permis — mon ami Legendre me permettra de faire cette parenthèse — de me disculper d'un reproche qui m'a été, avec une insigne mauvaise foi d'ailleurs, adressé. J'ai dit en décembre 1914 : « L'Allemagne réduite à ses ressources alimentaires sera affamée dans un an et demi ». Et alors on me dit deux ans après : Eh bien! Et cette famine que vous avez annoncée!! Certes oui, j'ai parlé de famine; il y avait à cette famine une condition nécessaire, et absolument nécessaire, c'est qu'il y eut blocus. Or, *il n'y a pas eu de blocus*. La Hollande a continué à envoyer à l'Allemagne par millions de tonnes des produits alimentaires qui lui venaient d'Amérique. N'est-il pas évident que dans ce cas, l'Allemagne eût pu soutenir le blocus pendant des années. Voici un individu enfermé dans un cachot; je dis qu'il mourra de faim dans quinze jours. Cependant, si on lui apporte à dîner et à déjeuner chaque jour, au bout de vingt ans, il ne mourra pas de faim plus que moi! La bonne foi des critiques n'est pas un article de foi.

Revenons au livre de M. Legendre : C'est un livre de science et d'histoire à la fois. Il sera lu par les physiologistes, par les médecins. Mais je souhaite qu'il soit lu

aussi par les agronomes : car pour le rendement comparé du bétail et de la culture, il y a une discussion
très importante, très approfondie ; il faudra méditer ces
pages pour savoir jusqu'à quel point il convient de
sacrifier l'alimentation du bétail à l'alimentation de
l'homme.

Charles RICHET
Membre de l'Institut

TABLE DES MATIÈRES

Préface de M. le Professeur Charles Richet, membre de l'Institut . .   ɪ

Introduction   1

CHAPITRE I

Les données physiologiques de l'alimentation.   11

Définition de l'aliment.   11
Évolution des idées sur ce sujet. . . . .
Position actuelle du problème.   18
Les aliments au point de vue matière.   19
    L'eau.   19
    Les sels minéraux.   21
    Les matières organiques non azotées.   24
    Les hydrates de carbone   25
    Les matières grasses   30
    Les matières azotées   35
Les aliments au point de vue énergie   50
    La calorie, unité d'énergie.   55
    Détermination des besoins d'énergie.   57
    Variations des besoins d'énergie.   69
    Les sources d'énergie   73
Composition des aliments   79
La ration alimentaire   90
L'alimentation insuffisante.   99

CHAPITRE II

Les données statistiques du Ravitaillement.   109

Les besoins de la France   113
La consommation de la France   118
La production de la France   132
Les échanges de la France   166
La question des prix   197

CHAPITRE III

Le Ravitaillement pendant la guerre.   231

Les interventions de l'Etat.   233
Les efforts scientifiques et techniques   287
L'opinion.   306

CHAPITRE IV

Ce qu'il faut faire.   311

Aujourd'hui.   317
Demain.   321

ALIMENTATION ET RAVITAILLEMENT

INTRODUCTION

En cet heureux temps d'avant la guerre, plein de gaîté et d'insouciance, on aurait ri d'entendre calculer soigneusement ce qu'on devait, ce qu'on pouvait manger.

Tous les marchés étaient pourvus, toutes les boutiques achalandées. Ce n'était partout qu'abondance !

Pour les grands centres urbains, les paquebots apportaient les denrées exotiques, les chemins de fer livraient les produits de tout le pays. Chacun choisissait selon ses goûts, selon sa bourse ; tous — ou presque — vivaient sans difficultés.

Les privations, les famines dont parle toute l'histoire semblaient disparues pour toujours ; on les avait oubliées totalement, même celles toutes proches, de 1870, qu'avait pourtant connues la génération qui nous a précédés.

Si les physiologistes, dans leurs laboratoires, expérimentaient les effets de la faim, calculaient nos besoins, déterminaient les aliments indispensables, c'était, semble-t-il, simple curiosité scientifique, intéressante certes, mais sans profit, à moins qu'on n'appliquât leurs recherches à la nourriture des malades ou des miséreux. Charité tout au plus bonne pour un petit nombre! L'on était si riche alors qu'on songeait à peine à régler la dépense pour l'alimentation du bétail!

Quand les économistes totalisaient des statistiques, évaluaient le mouvement des richesses, estimaient leur production, discutaient des importations, des taxes, chacun pensait que c'était là science absconse, tout au plus nécessaire aux banquiers ou aux gros commerçants, mais sans influence sur le pot-au-feu ou le bifteck quotidien.

Tout était facile, nous nous laissions vivre, et nous ne songions pas plus à déterminer la valeur réelle des choses que celle des principes dont nous étions bercés.

La guerre a secoué notre torpeur.

Elle ne le fit pas immédiatement. Tant qu'on crut qu'elle serait brève, notre quiétude ne fut pas troublée. Les richesses accumulées dans le pays pouvaient suffire à tenir six mois, un an, sans difficultés. Après, la vie reprendrait, comme avant; les réserves entamées se reconstitueraient.

Il était inutile d'ajouter aux angoisses de la bataille, à l'avant, le souci de manger, à l'arrière.

Au milieu de 1915, on entendait encore à l'Académie d'Agriculture, critiquer l'adjonction de farine de riz dans le pain et prétendre qu'une telle mesure ferait croire que la France manquait de tout.

Nous avons dû depuis consommer bien d'autres farines!

La guerre dura plus longtemps qu'on ne prévoyait. Peu à peu, les réserves fondirent, disparurent; les bras occupés au front manquèrent pour travailler la terre; les engrais ne vinrent plus fertiliser le sol; les récoltes s'appauvrirent.

Il fallut avoir recours aux importations, demander en partie notre nourriture aux pays lointains, assez distants de la tempête pour n'en pas être trop troublés. Chose aisée en temps de paix, mais plus sérieuse quand les exportations sont arrêtées, quand on achète déjà au dehors beaucoup de choses indispensables, qu'il faut payer en or, en s'appauvrissant.

De plus, comme toute l'Europe belligérante avait les mêmes besoins que nous, les nations se concurrençaient, provoquant une élévation des prix à laquelle s'ajoutait la baisse croissante des changes.

En France, pays agricole habitué à vivre en grande partie sur ses propres ressources, l'outillage manquait : peu de bateaux, des entrepôts insuffisants, pas de frigorifiques. Sans le concours de l'Angleterre, il y a longtemps que nous aurions dû nous restreindre de viande!

A mesure que la guerre se prolongeait, la situation devenait pire : les engrais potassiques ne parvenaient plus nulle part; plusieurs des greniers de l'Europe se mêlaient au combat quand ils n'étaient pas transformés déjà en champs de bataille. Enfin, la guerre sous-marine faillit couper toutes les communications de l'Occident avec le reste du monde.

Vers le milieu de 1917, on se demanda avec angoisse si l'on n'allait pas manquer de pain.

Peu à peu, chacun dut s'organiser pour la nourriture comme pour les armes. L'Allemagne, la première, trop peuplée, encerclée, sentit la nécessité de se restreindre et d'utiliser toutes ses ressources, même les moins accoutumées. Nulle part, on n'entendit parler autant d'*ersatz*, de produits de substitution.

L'Angleterre, qui recevait ordinairement plus de la moitié de sa nourriture d'outre mer, ne tarda pas à se préoccuper de son ravitaillement.

Dès 1915, la Royal Society organisa un Food War Committee composé de physiologistes, d'agronomes et d'économistes pour examiner scientifiquement la question et y porter remède.

Les Etats-Unis firent une expérience grandiose et réussie de ravitaillement en organisant les secours à la Belgique et à la France envahie. C'est là que se révéla M. Hoover, devenu depuis le dictateur des vivres de l'Amérique et le grand organisateur de la victoire économique des Alliés dans le monde entier. Quand les Etats-Unis entrèrent en lutte, bien que beaucoup plus riches et moins troublés que nous, ils eurent à étendre leur expérience à toute l'Europe pour éviter la famine chez leurs alliés d'outre océan.

L'Italie, puis la France suivirent lentement.

Bientôt, il apparut nécessaire de coordonner tous les efforts nationaux, de centraliser les besoins, surtout pour éviter leur concurrence désastreuse. Une série d'organismes interalliés virent le jour : la Conférence scientifique du ravitaillement, le Wheat Executive, le Meat and Fat Executive, le Purchasing Committee, le Shipping Board, etc.

On établit alors le bilan exact des besoins physiologiques de l'individu pris comme unité; on évalua la production de chaque pays, les excédents disponibles, les déficits à combler.

Ce fut, en même temps que l'unité de front, l'unité de ventre.

Le public, insouciant jusque là, comprit petit à petit l'importance de la question alimentaire. « Food will win the War », la nourriture gagnera la guerre, lui répétait-on.

Le rationnement du pain, du sucre, la restriction de la viande, l'augmentation croissante du prix de la vie, la pénurie de certaines denrées, tout lui apprit à réfléchir aux meilleurs moyens de s'alimenter. D'ailleurs, on l'y aida. Partout, une campagne d'éducation s'organisa : affiches, conférences, tracts, ligues, etc. La presse, outre les renseignements qu'elle donnait sur les principales mesures prises par les gouvernements alliés, entreprit une campagne contre la vie chère, proposa des moyens d'y remédier, publia même des recettes de cuisine. On put lire dans les quotidiens de ces calculs en calories auxquels le public n'était guère entraîné.

Vers la fin de la guerre, excepté les jours de crise militaire, la question du ravitaillement fut sans cesse à l'ordre du jour.

Cet effort ordonné a porté ses fruits. Nous n'avons pas souffert de la faim, nous avons eu constamment notre content, les classes pauvres elles-mêmes ont pu se nourrir à peu près en suffisance.

Maintenant que la tempête s'est calmée, le moment est venu de noter les phases par où nous avons passé et les angoisses de certains jours, les problèmes difficiles qui se sont posés et les solutions qu'on leur a trouvées.

Si nous avions eu à notre disposition un récit des difficultés rencontrées et surmontées à chacune des périodes de crise du passé, la Révolution et l'Empire, 1870-71, combien, malgré l'insuffisance de la science d'alors comparée à celle d'aujourd'hui, aurions-nous gagné de temps dans nos recherches d'ordre pratique.

Ce n'était pas, en effet, la première fois qu'on manquait de sucre, puisque le sucre de betterave est né sous Napoléon Ier du blocus continental, ni qu'on devait recourir au pain bis, ni qu'on devait rationner la viande. Que ceux qui ont connu Paris en 1870 évoquent le pain du siège et les viandes de ce moment!

Je n'écris cependant pas ce livre uniquement en vue de la prochaine guerre, qu'on se plaît actuellement à imaginer impossible.

La période des difficultés n'est pas close. Nous aurons encore plusieurs années de vaches maigres avant de retrouver les vaches grasses.

Le problème de l'alimentation est de tous les temps, de tous les jours; il intéresse la nation d'abord parce que « le pain est le premier besoin du peuple » et qu'il conditionne sa santé et sa vie, et ensuite parce qu'en partie il occupe ses transports, détermine son commerce, règle sa richesse.

C'est une des plus importantes questions qui se posent pour chaque État, et si elle paraît moins grave et moins urgente en paix qu'en guerre, il sera bon cependant d'y penser plus que nous ne le faisions jadis.

C'est pour cela que j'essaierai ici d'y intéresser le public, déjà préparé il est vrai à la réflexion par les difficultés traversées et les craintes ressenties quotidiennement pendant plusieurs années.

C'est pour cela aussi que je ne veux pas me borner à faire l'histoire de l'alimentation pendant la guerre, mais bien envisager le problème général dans toute son étendue et sa complexité.

Les besoins de nourriture de l'homme étant à la base de toute la question, j'exposerai dans la première partie les données physiologiques de l'alimentation, ce qu'on sait actuellement des aliments, de leur composition, de leur valeur tant comme matériaux de constitution et de réparation de l'organisme que comme source d'énergie. Ce sera la partie la plus aride du volume, mais elle est nécessaire pour bien poser le problème.

Par une simple multiplication, on passera aisément de là aux besoins d'une nation entière.

On trouvera dans la deuxième partie les données statistiques du ravitaillement : besoins et consommation de la France, production nationale de chaque catégorie d'aliments. On en déduira facilement les ressources disponibles sur place, les nécessités d'importation, les possibilités d'exportation. Un coup d'œil sur les autres

États nous indiquera les **greniers** économiquement utilisables, les pays où nous nous approvisionnons, ceux qui sont habituellement nos meilleurs clients.

Mais les courants commerciaux étant déterminés, non seulement par l'encombrement des marchandises qui règle le prix du fret, mais encore par bien d'autres facteurs plus complexes tels que les douanes, le change, force nous sera d'entrer dans quelques détails d'économie politique et d'examiner la question des prix et son aspect actuel, la vie chère.

La troisième partie sera consacrée à une esquisse du ravitaillement pendant la guerre. L'État ayant dû supprimer toute liberté, fixer les cours, acheter, réquisitionner, distribuer la nourriture, nous rappellerons ses interventions successives en énumérant toutes les mesures législatives et administratives qu'il a prises, de plus en plus nombreuses à mesure que la guerre se prolongeait et que les conditions économiques devenaient difficiles.

Pour compléter le tableau, nous y ajouterons la description des efforts des savants et des techniciens pour améliorer la situation, tirer un meilleur parti des ressources existantes, en chercher de nouvelles.

Nous esquisserons en quelques mots les réactions de l'opinion en face de tous ces changements apportés à nos habitudes alimentaires.

Le public avait cru que la paix serait la baguette magique qui ramène instantanément la richesse, l'abondance d'avant-guerre. Il est quelque peu dérouté de voir persister la vie chère, les restrictions, plusieurs mois après la fin des hostilités. Peu habitué à réfléchir à des problèmes aussi complexes, il oublie déjà toutes les difficultés passées pour ne plus s'inquiéter que de la situation présente. Il commence à s'étonner que l'augmentation de circulation monétaire ne soit pas synonyme de richesse, que l'argent ne fasse plus le bonheur, il aspire à une vie plus facile, moins tendue.

Ce volume serait incomplet et ne répondrait pas aux préoccupations présentes si nous n'examinions pas, en terminant, la situation en cette année 1919 qui nous a redonné la paix, si nous n'envisagions pas ce que sera demain, le retour vers la vie normale, si nous ne rappelions ici les multiples remèdes déjà proposés à notre convalescence.

Bien entendu, ce n'est pas dans un volume de quelque trois cents pages que l'on peut espérer trouver tous les détails d'un problème si touffu. Il y faudrait une encyclopédie, Il y faudrait aussi les compétences de multiples techniciens.

Uniquement physiologiste, ayant simplement vécu la dernière partie de la guerre au milieu de ces questions, les ayant vu examiner par les principales autorités alliées, les ayant méditées moi-même et ayant cherché quelques remèdes aux difficultés les plus pressantes, je n'ignore pas que cette étude est forcément incomplète, superficielle même sur certains points.

Malgré son imperfection, j'ai jugé de mon devoir de l'écrire, avant de reprendre mes recherches du temps de paix dans le calme du laboratoire. En effet, le problème de l'alimentation et du ravitaillement s'est montré pendant cette crise beaucoup plus important et plus complexe que nous l'imaginions. Aucun ouvrage n'existe qui l'envisage aux points de vue que la guerre nous a appris et le montre dans toute son étendue.

J'ai réuni ici un grand nombre de renseignements exacts, je les ai classés dans l'ordre qui me paraît le plus clair et le plus commode à consulter.

J'espère que le lecteur qui parcourra ce livre y trouvera toutes les données essentielles à une vue d'ensemble du sujet et saura en tirer de profitables conclusions.

A lui de dire si j'ai suffisamment rempli la tâche difficile que j'ai cru utile d'entreprendre.

Juillet 1919.

CHAPITRE I

LES DONNÉES PHYSIOLOGIQUES
DE L'ALIMENTATION

DÉFINITION DE L'ALIMENT

Le mot aliment dérive du verbe *alere*, qui signifie nourrir. Mais qu'est-ce que la nourriture? Dirons-nous que c'est ce que nous mangeons? Nous absorbons bien des substances, dont certaines ne nous nourrissent pas, l'eau par exemple, ou bien encore la cellulose des végétaux que nous rendons telle que nous l'avons prise. Hippocrate avait déjà fait la distinction des matières alimentaires qu'on introduit dans le tube digestif et de l'aliment qui est extrait de cette matière au profit de la nutrition. Dirons-nous que les aliments sont les matières qui, introduites dans l'appareil digestif, y sont transformées en substances assimilables, puis passent dans le sang? On devrait alors y comprendre les médicaments et les poisons.

Pour aboutir à plus de précision, il faudrait faire intervenir leur utilité pour l'entretien de la vie, notion toujours imprécise puisque nous ne connaissons pas les besoins exacts de celle-ci.

Nous en savons cependant quelques-uns qui nous guideront dans cette étude : chez l'adulte, l'entretien des organes, des tissus et des cellules qui s'usent par le fait même qu'ils vivent, le maintien de la température du corps, le travail musculaire ; en outre, chez l'enfant et l'adolescent, les matériaux nécessaires à la croissance, chez la mère, la nourriture élaborée pour le petit être qu'elle porte ou qu'elle nourrit.

La complexité de ces besoins nous obligera à envisager les aliments sous des aspects multiples.

ÉVOLUTION DES IDÉES SUR CE SUJET

Les substances que nous mangeons sont si nombreuses et si variées qu'à première vue, il paraît impossible d'y distinguer les parties essentielles, indispensables, de les classer et de les ramener à un petit nombre de principes toujours les mêmes. C'est ce travail de simplification et de mise en ordre, but de la recherche scientifique, qui se poursuit depuis un siècle, au milieu de nombreuses difficultés.

Pendant fort longtemps, les idées furent confuses à ce sujet. Attachés aux apparences extérieures qu'ils ne parvenaient pas à percer, les Anciens admettaient aisément dans chaque aliment des vertus mystiques : les viandes allaient dans notre corps aux places qu'elles occupaient dans l'animal, les plantes nourrissaient volontiers les organes qui leur ressemblaient de forme.

Toutefois, on fit la première distinction, la plus visible, celle des aliments organiques et des sels minéraux, notamment du chlorure de sodium que l'homme recherche avidement quand il ne peut s'en procurer aisément et dont les animaux sont friands.

A partir du xvii⁰ siècle, la pratique des autopsies montra chez les animaux en digestion le péritoine gonflé de chyle et l'on supposa que le travail digestif extrait de tous les aliments une matière unique, mucilagineuse (Stahl, Lorry), glutineuse ou gélatineuse (Haller), très fermentescible. C'est la fermentation de cette substance dans le corps qui entretiendrait la vie et dégagerait la chaleur que nous produisons.

Ce n'est qu'à la fin du xviii⁰ siècle qu'un nouveau courant d'idées apparaît. Lavoisier montra que la source de la chaleur animale est la combustion, par l'oxygène de l'air inspiré, du carbone et de l'hydrogène contenus dans le sang où les aliments les ont apportés. Les aliments ne valent donc que par les matières combustibles qu'ils contiennent, ou, comme le soutint Prout, le carbone est le principe nutritif par excellence. Partant de cette conception, de nombreuses recherches furent entreprises, notamment celles de Boussingault qui essaya d'établir le bilan matériel du carbone ingéré et de l'acide carbonique expiré, de l'hydrogène des aliments et de l'eau éliminée. Les études ont continué dans cette voie et ont abouti, grâce aux progrès de la thermochimie et de la thermodynamique, à des données précises qui vont des travaux de Claude Bernard et de

Berthelot à ceux de Pettenkofer et Volt, Rubner, Atwater, Benedict, etc. Mais ce n'est là qu'une des faces du problème, celle qui envisage l'énergie.

Parmi la multitude des aliments organiques, une distinction s'offrait, simple en apparence. Depuis longtemps, on sait que certains êtres — les carnivores — consomment généralement de la viande; d'autres — herbivores ou frugivores — se nourrissent de végétaux. Pour ceux, l'homme par exemple, qu'on appelle omnivores et dont le régime comporte une plus grande variété, il est aisé de diviser leurs aliments en substances d'origine animale et d'autres d'origine végétale. On chercha une différence nette entre les deux sortes.

On crut d'abord que l'azote caractérise l'animal et le carbone la plante. Pour expliquer la présence d'azote chez les herbivores, on alla même jusqu'à supposer qu'ils le fabriquaient par une transmutation mystérieuse.

Mais on ne tarda pas à trouver de l'azote dans tous les végétaux et des matières carbonées dans tous les animaux. La séparation s'effondrait. Tout au plus, peut-on soutenir encore que le carbone prédomine chez la plante et l'azote chez l'animal.

Puis, sous l'influence de Lavoisier, on admit entre animaux et végétaux une opposition chimique qui trouva sa forme définitive dans la théorie de Dumas et Boussingault : il y aurait une circulation matérielle entre les deux règnes de la nature, les animaux détruisant et brûlant ce que les végétaux avaient formé et créé. Les végétaux transformeraient l'énergie solaire en énergie latente, de tension, que les animaux restitueraient ensuite en force vive. Aux végétaux, serait dévolue la synthèse, aux animaux la destruction par oxydation. Quelque séduisante qu'elle fût, cette théorie ne devait pas résister à l'observation de la formation de graisse et de sucre par l'organisme animal, puis aux synthèses organiques réalisées chimiquement, sans l'intermédiaire d'un être vivant.

Le problème était plus complexe.

Puisque la division des aliments en animaux et végétaux manquait de base, on en chercha une autre plus précise.

Notre corps, comme tous les organismes vivants, n'est pas composé uniquement de carbone et d'hydrogène; il renferme des combinaisons azotées, en plus grande proportion encore. Celles-ci jouent un rôle de premier ordre; elles s'usent et doivent donc être réparées constamment.

Il est banal de comparer l'organisme à une machine qui brûlerait du combustible pour produire de l'énergie. Comme toutes les comparaisons mécaniques en physiologie, celle-ci n'est que grossièrement approchée. L'organisme est bien une machine — et même d'un rendement remarquable, supérieur à celui de beaucoup de moteurs à combustion — mais c'est une machine merveilleuse, puisque non seulement elle se charge ellemême et élimine ses déchets, mais encore elle se répare toute seule, sans cesse, à mesure qu'elle s'use.

Il faut donc distinguer dans les aliments ceux qui servent à produire de l'énergie et ceux qui entretiennent la machine. Liebig le premier, sépara les aliments carbones ou respiratoires et les azotés ou plastiques.

Nous voici donc en présence de deux besoins, l'un énergétique, l'autre azoté, et notre nourriture doit nous
fournir de chacune des deux sortes en quantités suffisantes.

D'autre part, on ne peut plus parler d'aliments d'origine animale ou végétale, sans plus; il faut, par l'analyse chimique, distinguer et doser dans chacun d'eux
les corps ternaires (contenant du carbone, de l'hydrogène et de l'oxygène) et les corps quaternaires (contenant en plus de l'azote).

Cette distinction s'est montrée profitable et a été conservée depuis. Peu à peu, on reconnut que les aliments
non azotés donnent des quantités de chaleur différentes
selon qu'ils ont la composition de l'amidon et des sucres,
ou celle des matières grasses, d'où leur subdivision en
hydrates de carbone et en graisses.

Le problème de l'azote devait réserver d'autres sur-
prises.

Tant que l'on se contenta de doser l'azote des substances composant la ration journalière, on obtint des
chiffres, assez variables sans doute, mais qui ne pouvaient laisser soupçonner la complexité de la question.

Quelques expériences auraient pu mettre sur la voie,
mais il manquait pour les comprendre, la connaissance
de la composition chimique exacte des composés azotés
qui n'a été entrevue qu'en ces derniers temps et à
laquelle bien des données manquent encore.

Par exemple, lorsque, pendant la Révolution, la disette
obligea de chercher de nouveaux aliments, on s'occupa

beaucoup de la gélatine qu'on pouvait tirer des os et qui devait, selon d'Arcet, de quatre bœufs en faire cinq ; or, la gélatine, bien que riche en azote, ne pouvait entretenir la vie, même prise en quantités notables. Magendie, nourrissant un chien avec du pain blanc ou un âne avec du riz cuit, assistait à la mort de ces animaux. « Un lapin, un cochon d'Inde, dit-il, nourris avec une seule substance, telle que froment, avoine, orge, choux, carottes, etc., meurent avec toutes les apparences de l'inanition, ordinairement dès la première quinzaine, et quelquefois beaucoup plus tôt ».

Burdach cite la triste expérience tentée par Stark sur lui-même : il se nourrit pendant 45 jours au pain et à l'eau, s'affaiblit et maigrit ; il passe ensuite pendant un mois au régime du pain et du sucre après quoi, il se borne pendant trois semaines à l'eau et à l'huile d'olive. Au huitième mois, il succombe, laissant à la postérité le soin d'expliquer son malheur !

Chose curieuse, les animaux qui dépérissent quand on leur donne une seule substance, supportent souvent bien un régime où il en entre seulement deux. Un lapin nourri à l'orge meurt, un autre nourri aux pommes de terre meurt aussi ; un troisième recevant de l'orge et des pommes de terre se porte et grandit à merveille.

Le besoin d'azote n'est donc pas simplement quantitatif comme celui d'aliments calorifiques.

La question s'éclaircit le jour où l'on reconnut qu'il n'y a pas une matière azotée unique, mais bien toute une série de substances différentes. Le premier, Schutzenberger s'en aperçut ; les biochimistes suivirent, notamment Fischer, Kossel, etc. Peu à peu, la vérité se dégagea : l'organisme a besoin, pour continuer de vivre, d'un certain nombre de corps azotés qu'on appelle acides aminés, chacun d'eux jouant son rôle spécial dans la nutrition ; il les trouve dans les aliments sous la forme plus complexe de polypeptides, que le travail digestif décompose ; les acides aminés qui en proviennent passent dans l'organisme où ils servent à fabriquer la matière vivante spécifique de l'être qui les a absorbés.

La liste de ces composés reconnus et analysés est déjà assez longue, les progrès des études l'allongeront probablement encore. Tout récemment, sont venus s'y ajouter des corps vraisemblablement voisins, les vitamines, qui agissent à doses très minimes et dont la privation provoque des maladies particulières terminées souvent par la mort.

Ce problème des vitamines est la question du jour, de même que l'étude des composés d'azotés et de graisses, ou plus exactement d'albumines et de lipoïdes est probablement la question de demain.

Il convient donc d'arrêter ici ce bref historique pour envisager de plus près la conception où nous sommes arrivés aujourd'hui du rôle et du mécanisme de l'alimentation.

POSITION ACTUELLE DU PROBLÈME

La lente évolution des recherches que nous venons de résumer aboutit à la considération des aliments sous deux points de vue principaux : les apports de matière et les apports d'énergie. Pour chacun d'eux se pose une question de qualité et une de quantité.

Nous examinerons donc successivement ce qu'on sait en ce moment des principaux groupes chimiques qu'on trouve dans les aliments, de l'utilité de chacun d'eux, de la quantité d'énergie qu'ils peuvent produire, de leur proportion nécessaire dans la ration.

LES ALIMENTS AU POINT DE VUE MATIÈRE

On distingue généralement dans les aliments que nous consommons deux grandes catégories de substances, les minérales qui ne produisent pas d'énergie, les organiques susceptibles d'en fournir. On les subdivise ainsi :

Substances minérales :
  Eau.
  Sels (chlorures, phosphates, etc.) de divers métaux (potassium, sodium, calcium, fer, etc.).
Substances organiques :

non azotées { hydrates de carbone, graisses.
azotées.

Ce sont les mêmes qu'on retrouve d'ailleurs dans notre organisme où elles constituent la matière vivante et ses produits de transformation.

Il convient d'étudier chacune d'elles en particulier.

L'eau. — L'eau n'est pas à proprement parler un aliment puisque l'organisme ne la transforme pas. Mais notre corps en contient une si grande quantité, plus des deux tiers (50 kilogr. sur 70 que pèse un adulte moyen), tous nos aliments, sauf les graisses, en renferment tellement que nous devons bien nous y arrêter un instant. En fait, tous les constituants de l'organisme sont en solution très diluée; les matières alimentaires ne peuvent passer du tube digestif dans la circulation qu'après avoir été solubilisées, ce qui constitue le travail de la digestion; les produits de déchet ne peuvent être éliminés qu'au-dessous d'une certaine concentration. L'eau est donc le véhicule indispensable de tous les échanges de matière de notre corps.

De plus, elle joue un rôle important dans la régulation thermique. Toute cause externe (insolation, chaleur) ou interne (travail musculaire) qui tend à élever la température du corps provoque aussitôt la transpiration. L'eau, absorbant une grande quantité de chaleur en se vaporisant (581 calories par litre), la sueur dissipe rapidement l'excès de chaleur et rétablit l'équilibre.

En outre, elle apporte par les sels dissous qu'elle contient, notamment ceux de chaux, une part de la matière minérale nécessaire à la croissance, et l'on sait les troubles fréquents (rachitisme, goître) des montagnards qui ne boivent qu'une eau trop pure.

On a établi le bilan de sa consommation.

L'adulte élimine par jour de 2 à 3 litres d'eau, selon la température extérieure et le travail qu'il fournit, dont :

Par les urines . . . .   1.000 à 1.800 grammes.
Par les fèces. . . . .   50 à   100   —
Par la respiration. . . . .   400 à   500   —
Par la transpiration. . . .   600 à 1.300   —

Les aliments en apportent chaque jour de 800 à 1.000 grammes; le reste doit être absorbé sous forme de boissons.

L'insuffisance d'apport d'eau provoque la sensation de soif. Celle-ci est plus fréquente et plus intense dans certaines conditions particulières, par exemple, lorsqu'on absorbe une grande quantité d'hydrates de carbone ou lorsque l'organisme est surchargé d'urée.

Les sels minéraux. — Comme l'eau, les sels ne contribuent pas directement aux transformations énergétiques. Cependant, ils jouent dans l'alimentation un rôle nécessaire puisqu'on en trouve dans toutes les parties de l'organisme et que leur privation ne tarde pas à provoquer des désordres graves.

On a dosé exactement la quantité de ces substances. Le corps de l'homme contient plus de 4 p. 100 de composés minéraux, dont la plus grande partie dans les os et les cartilages.

Chaque organe en renferme une quantité sensiblement constante et voisine de 1 p. 100; dans les os, la proportion atteint 35 p. 100.

L'analyse chimique y montre des corps très variés: on pourrait probablement dire la totalité des corps simples connus, si les méthodes d'examen étaient assez sensibles pour en déceler de très faibles traces.

On y a déjà reconnu :

parmi les radicaux acides :

des chlorures, présents partout en quantité notable, abondants dans le suc gastrique, éliminés en notable proportion par l'urine ;

des sulfates, dans beaucoup de tissus ;

des phosphates et des carbonates, notamment dans les os ;

des silicates, etc.

En outre, le soufre entre dans la constitution de nombreux éléments azotés ; le phosphore dans certains d'entre eux ; l'iode dans la glande thyroïde ; l'arsenic dans la peau et les poils, etc.

parmi les métaux :

Le sodium, le potassium, le magnésium, le calcium sont présents partout ;

Le fer assure leur fonction aux globules rouges du sang, etc.

Ces corps se présentent combinés de façons variées, sous forme de sels minéraux, de composés organométalliques ; ils entrent dans la constitution de molécules complexes, dont beaucoup sont encore mal connues, où ils paraissent souvent jouer un rôle des plus actifs.

Nous éliminons une certaine quantité de matières minérales, principalement par l'urine, les matières fécales et la sueur, mais aussi, bien qu'en beaucoup moindre proportion, par la desquamation de la peau et la coupe des cheveux et des ongles.

On évalue à 26 ou 27 grammes la quantité perdue

chaque jour, dont moitié environ de chlorure de sodium.

L'urine en renferme 20 grammes environ, les fèces 5, la sueur 1 à 2.

Pour que l'équilibre se maintienne, il faut que l'alimentation fournisse une quantité correspondante de chacun de ces éléments.

En outre, dans le jeune âge, la croissance exige un apport plus grand que la sortie. Rien que pour le phosphate de chaux, on compte que le jeune enfant doit en fixer de 3 à 4 grammes par semaine pour constituer ses os.

Notre nourriture nous procure les quantités suffisantes des différents principes minéraux sans que nous nous en préoccupions. Tout au plus éprouvons-nous le besoin d'ajouter à cette ration un seul sel en nature, le chlorure de sodium. Nous en consommons en moyenne de 8 à 10 grammes par jour qui s'ajoutent aux 15 à 18 grammes de sels divers que contiennent nos aliments pour parfaire la balance.

Les aliments végétaux sont de beaucoup les plus riches en sels, et notamment en sels organiques de potassium. Notre organisme les décompose pour neutraliser les acides qui s'y forment. Du chlorure de sodium, il sépare l'acide chlorhydrique pour le suc gastrique, tandis que la base va se combiner aux acides biliaires ou alcaliniser les tissus.

Les effets du manque de matières minérales sont connus par maintes expériences. Si, aujourd'hui, elles paraissent quelque peu oubliées et si la mode, dans les laboratoires, va surtout aux matières organiques azotées, il n'est pas inutile de les rappeler brièvement.

Des pigeons, élevés seulement avec des graines bien nettoyées, acquièrent des os fragiles, faciles à fracturer; nourris exclusivement d'amidon et de caséine, sans sels, ils meurent rapidement. Des chiens, recevant une alimentation habituelle mais privée de sels meurent plus vite que s'ils jeûnent totalement. Il est vrai que les manipulations qu'on a dû faire subir aux aliments pour les dessaler peuvent aussi avoir leur importance.

On a attribué au manque de sels de chaux le rachitisme et plusieurs maladies des os caractérisées par une décalcification, sans trancher la question de savoir si elles ne sont pas aussi bien produites par une incapacité du tissu osseux à fixer les sels que la nourriture lui apporte. Il serait intéressant de reprendre ces études à la lumière des données récentes sur l'alimentation, dont nous parlerons plus loin.

Quoi qu'il en soit, l'activité de la matière vivante semble presque toujours liée à la présence d'ions inorganiques indispensables.

Matières organiques non azotées. — Les matières organiques non azotées sont aussi appelées fréquemment substances ternaires, parce que l'analyse n'y découvre que trois corps simples : le carbone (C), l'hydrogène (H), et l'oxygène (O). La matière vivante de l'homme et des animaux étant formée de substances plus complexes, où l'azote s'ajoute à ces trois corps, les aliments non azotés ne peuvent servir à son entretien, à sa réparation. Par contre, le carbone et l'hydrogène qu'ils renferment peuvent être transformés en

acide carbonique et en eau en dégageant de l'énergie :
ce sont des aliments calorifiques ou respiratoires.

On les divise en deux groupes, d'après leur constitution chimique et la chaleur qu'ils peuvent dégager : les
hydrates de carbone et les graisses, que nous examinerons successivement.

Les hydrates de carbone. — On réunit sous le nom
d'hydrates de carbone un grand nombre de corps contenant deux fois plus d'hydrogène que d'oxygène. Leur
formule générale est donc $C^n (H^2O)^p$.

Mais sous cette simplicité apparente se cache une
infinie complexité. Les chimistes ont en effet trouvé
des corps répondant à cette formule et contenant un
nombre variable d'atomes de carbone :

Les dioses $C^2 H^4 O^2$

Les trioses $C^3 H^6 O^3$

Les tétroses $C^4 H^8 O^4$

Les pentoses $C^5 H^{10} O^5$

Les hexoses $C^6 H^{12} O^6$

Les heptoses $C^7 H^{14} O^7$

Les octoses $C^8 H^{16} O^8$

Les nonoses $C^9 H^{18} O^9$

Nous retrouverons les trioses quand nous parlerons
des graisses. Certains pentoses se trouvent combinés à
des molécules albuminoïdes. Les hexoses qui constituent le sucre des fruits et celui de nos organes sont les
plus importants pour le physiologiste.

Si nous considérons l'un de ces derniers, le glucose
ou sucre de raisin par exemple, nous lui trouverons

déjà une formule développée très complexe indiquant différentes fonctions sur lesquelles nous ne pouvons nous étendre ici.

Diverses transformations chimiques peuvent modifier chacune de ces fonctions et donner naissance à de nouveaux corps.

On connaît ainsi, outre le glucose, le galactose ou sucre de lait, le lévulose ou sucre de fruit, le mannose qu'on trouve dans la manne, etc.

De plus, ces sucres peuvent se combiner entre eux pour former des corps à molécule plus grosse. Ainsi, le glucose et le lévulose donnent le saccharose ou sucre commun, de betterave ou de canne ; le glucose et le galactose, le lactose ou sucre de lait ; le glucose se combine à lui-même pour donner le maltose, etc.

On connait des combinaisons de deux, trois molécules et plus de sucres qu'on appelle di-, tri-, poly-saccharides.

L'amidon qui constitue la base de notre alimentation hydrocarbonée, le glycogène qui forme dans le foie notre réserve de sucre, sont des polysaccharides complexes dont on ne connaît pas encore la formule exacte. De même, les celluloses, enveloppes de tous les végétaux, que notre organisme ne peut utiliser, mais qui assurent à la masse alimentaire un volume suffisant pour que notre intestin puisse la brasser.

Tous ces hydrates de carbone sont d'origine végétale. La plante les forme par synthèse à partir de l'acide carbonique de l'air du milieu où elle vit, principalement au moyen de sa chlorophylle qui utilise l'énergie solaire pour ces combinaisons (1). Les hydrates de carbone formés, ou bien sont solubles dans l'eau, circulent avec la sève dans le végétal et servent de nourriture à toutes ses parties, ou bien ils sont insolubles et se déposent, soit comme matières de réserve sous forme d'amidon, soit comme squelette sous forme de celluloses.

Quand la plante meurt, les fermentations, provoquées surtout par les bactéries, décomposent ces substances et restituent au milieu extérieur le carbone qui avait été un temps immobilisé.

Quand un animal mange la plante, ses sucs digestifs attaquent plus ou moins les hydrates de carbone, les solubilisent en partie, les transforment finalement en glucose qui passe dans le sang. Les microbes intestinaux aident souvent à ces mutations. Si l'organisme a un besoin immédiat d'énergie, ce glucose va se détruire en libérant, comme matière, le carbone sous forme d'acide carbonique expiré, l'eau sous forme d'urine excrétée, et comme énergie de la chaleur. Si, et c'est le cas le plus fréquent, la consommation n'est pas instantanée, le sucre circulant va se transformer en hydrate de carbone insoluble sous forme de glycogène dans le foie où il restera en réserve, prêt à être solubilisé pour subvenir aux besoins d'énergie. Une partie pourra même subir une modification chimique plus complexe et devenir de la graisse, accumulée dans certains tissus et organes.

Les hydrates de carbone nous apparaissent donc comme un moyen de fixer l'énergie cosmique, de l'accu-

---

(1) On a évalué à un centième de la chaleur solaire arrivant sur un champ, la quantité d'énergie accumulée par les plantes.

muler, de la garder et de la mettre à la disposition des êtres vivants à mesure qu'ils en ont besoin. Le cycle du carbone, au milieu de toutes ses transformations, est un des problèmes les plus passionnants de la chimie biologique.

Mais il ne faudrait pas croire que les végétaux ont été créés spécialement pour les animaux et que tous les corps qu'ils fabriquent peuvent être utilisés par l'homme pour son alimentation.

Si le glucose passe directement dans notre sang, si le saccharose et l'amidon sont aisément dédoublés par nos sucs digestifs, maints hydrates de carbone ne semblent pas attaqués dans notre corps, on s'ils le sont, ne nous fournissent pas d'énergie. La plupart des pentoses, beaucoup de celluloses sont dans ce cas et compliquent, comme nous le verrons plus loin, le calcul des bilans alimentaires.

Si nous entrions dans le détail des réactions chimiques, il y aurait lieu de rapprocher des hydrates de carbone d'autres substances organiques voisines, telles que : les alcools, parmi lesquels l'alcool de vin ou éthylique les aldéhydes, les cétones, les glucosides, etc.

L'homme élimine en moyenne 280 grammes de carbone par jour, dont 270 sous forme d'acide carbonique exhalé par le poumon et le reste sous forme d'urée et de carbonates dans l'urine et la sueur.

Il serait donc possible d'établir le bilan des entrées nécessaires, mais comme tout le carbone ingéré ne provient pas des hydrates de carbone, que les graisses et les matières azotées en fournissent également, comme d'autre part, l'organisme a d'importantes réserves qui peuvent se constituer sous forme de graisses à partir d'hydrates de carbone ou se mobiliser sous forme de sucre par transformation de graisses, on préfère généralement établir le bilan global en énergie, sans faire exactement le partage des hydrates de carbone et des autres substances également carbonées.

Les végétaux contiennent tous des hydrates de carbone en quantités notables. Les animaux qui les consomment en utilisent une proportion variable et généralement assez grande, selon l'aptitude de leurs sucs digestifs à les transformer en glucose. L'homme, par sa salive et son suc pancréatique, décompose facilement les disaccharides et l'amidon, mais il est incapable de profiter des celluloses, de beaucoup de pentosanes, etc.

On n'a pas encore pratiqué pour chaque végétal l'analyse détaillée de ses constituants et l'on se contente habituellement d'indiquer sa teneur en hydrates de carbone totale (calculée souvent par reste après dosage de l'eau, des cendres minérales, des graisses et des matières azotées) et sa teneur en cellulose ou fibre brute, déterminée par une méthode chimique conventionnelle qui ne reproduit qu'approximativement le travail digestif. Les données qu'on en tire sont suffisantes le plus souvent, mais dans quelques cas, elles peuvent causer des erreurs sensibles.

Les hydrates de carbone ne peuvent suffire seuls à l'alimentation, mais ils peuvent en constituer une part prépondérante. Un animal nourri exclusivement d'amidon et de sucre, ou même d'un seul végétal entier ne tarde pas à tomber malade. Mais on connaît des peuples entiers qui ne se nourrissent depuis des générations que de riz additionné d'un peu de poisson.

Dans nos pays, la consommation d'hydrates de carbone est en général de 300 à 800 grammes par jour. Elle augmente avec le travail, dont elle peut satisfaire totalement les besoins; elle diminue à mesure qu'on ajoute des graisses à la ration. Le plus souvent, elle est abondante parce que, économiquement, la moins coûteuse.

On ne peut indifféremment remplacer la totalité des sucres par des graisses ou inversement. Seuls, certains habitants des régions polaires peuvent assimiler, semble-t-il, de grandes quantités de graisse et se priver d'aliments végétaux, au moins une partie de l'année.

Les sucres ont l'avantage d'être immédiatement utilisables par l'organisme, sans transformations chimiques complexes, ce qui expliquerait leur effet tonique dans la fatigue.

Ils paraissent réduire au minimum la désassimilation et l'excrétion azotée.

Les matières grasses. — Les matières grasses typiques sont les graisses neutres dont on connaît l'aspect dans nos aliments : huile, beurre, saindoux, etc. Depuis Chevreul, on admet qu'elles sont toutes formées de la combinaison de la glycérine avec des acides organiques qu'on appelle pour cette raison acides gras.

Ces acides forment une série indéfinie, si bien que

les graisses neutres présentent une très grande variété.

Toutes sont insolubles dans l'eau.

Elles ont l'importante propriété de se décomposer en présence d'un alcali en leurs deux constituants : la glycérine et l'acide gras qui forme avec la soude ou la potasse un savon soluble dans l'eau. Cette réaction est la base de l'industrie des savons et des corps gras ; elle est aussi celle de la circulation des graisses dans l'organisme, puisqu'une graisse insoluble dans l'eau se dédouble aisément en deux autres corps solubles.

Les graisses neutres n'ont ni saveur, ni odeur. Les aliments gras doivent les leurs à la présence de très petites quantités d'acides gras libres. Si elles augmentent, l'odeur et la saveur deviennent rapidement désagréables ; on dit que la graisse rancit.

Les matières grasses étant solubles dans l'éther, la benzine, le chloroforme, on utilise cette propriété pour les extraire des aliments et des organes où l'on veut les doser. Mais on entraîne alors, outre les graisses neutres, d'autres corps plus ou moins bien connus qu'on a groupés sous le nom de lipoïdes. Parmi eux, on a pu distinguer :

Les lécithines ou graisses phosphorées, dans lesquelles une molécule d'acide gras est remplacée par une d'acide phosphorique. On les trouve dans tous les tissus, libres ou combinées à des sucres et des albumines (lécitalbumines, phosphatides).

La cholestérine, présente dans tous les organes, abondante dans le cerveau, le blanc d'œuf, etc.., qui a la particularité d'être soluble dans les graisses et de les rendre imbibables par l'eau, ce qui a une importance capitale pour l'équilibre et les échanges de toute cellule vivante.

En ces derniers temps, on a également trouvé dans les graisses un produit encore mal défini, mais qui semble n'entrer dans aucune des catégories précédentes, le « facteur A », indispensable à la croissance des jeunes.

Notre corps contient donc des corps gras de natures diverses. On peut en faire deux parts physiologiquement distinctes : les graisses de constitution des cellules, en proportions déterminées et invariables, comprenant des lécithines, de la cholestérine, des lipoïdes complexes, nombreux et encore mal connus; les matières grasses de réserve, accumulées en masses parfois considérables, sous la peau, autour des organes, dont la quantité est extrêmement variable. Elles se forment quand l'alimentation est surabondante et disparaissent quand elle devient insuffisante. Ce sont des dépôts de combustible, prêts à être mobilisés et brûlés. Elles sont formées de palmitine, de stéarine et d'oléine en proportions telles que le mélange soit à demi-fondu à la température du corps.

Le mouvement de ces matières est encore assez obscur.

Les aliments apportent de la graisse à chaque repas. Les viandes en contiennent de 1,5 à 2,5 p. 100, le porc au moins 5, le lait 4, le fromage 25, le jaune d'œuf 30, les lentilles, pois, haricots 2, les noix, noisettes, amandes 50 à 60 p. 100. Nous y ajoutons des corps gras à peu près purs : huiles végétales (olive, colza, navette, œillette, coton, arachide), graisses végétales (cocose, végétaline), graisses animales (beurre, saindoux, graisses de mouton, de veau, d'oie, etc.)

Ces graisses sont de la même nature que celles de notre corps.

On admet qu'elles sont émulsionnées et saponifiées dans l'intestin par l'action du suc pancréatique, de la bile, du suc intestinal, et que, devenues solubles dans l'eau, elles passent dans les chylifères où elles se reconstituent. On peut les voir, laiteuses, dans le sang qui va probablement les déposer dans les réserves. Ces réserves augmentent aussi bien quand la ration est riche en hydrates de carbone que lorsqu'elle est riche en graisses : il doit donc y avoir passage des uns aux autres, bien qu'on n'en connaisse pas le mécanisme ; il est possible qu'il en soit de même pour les aliments azotés.

On admet que les graisses de réserve sont mobilisées par saponification et qu'elles peuvent alors s'oxyder par un processus encore imparfaitement connu. Peut-être passent-elles par un stade où elles sont susceptibles de fournir du glucose ?

La formation, l'usure et la rénovation des lipoïdes sont entièrement ignorées. Il en est de même des destinées de la glycérine qui constitue près de 10 p. 100 de toutes les graisses neutres, à moins qu'elle ne concourt à la combinaison des matières azotées.

Notre nourriture de chaque jour renferme de 50 à 100 grammes de matières grasses.

On sait qu'on ne peut augmenter fortement cette proportion dans les conditions habituelles et qu'on ne saurait substituer entièrement les graisses aux hydrates de carbone.

La digestion des graisses est beaucoup plus laborieuse que celle des hydrates de carbone. Les aliments gras entravent la sécrétion gastrique. Aussi ne sont-ils supportés facilement en grandes quantités que dans les pays froids; ils fournissent en effet le plus de calorique sous le moindre poids et servent puissamment alors à maintenir la température du corps.

On ne peut jamais les substituer complètement aux hydrates de carbone sous peine de voir apparaître des corps acétoniques dans le sang et dans l'urine, en même temps que des accidents graves allant rapidement jusqu'à la mort. C'est ce qu'on provoque dans le jeûne hydrocarboné et ce qu'on observe dans le diabète.

Les aliments gras étant économiquement plus coûteux que les aliments hydrocarbonés, on pourrait songer à les éliminer plus ou moins complètement de la ration des classes pauvres. En temps de guerre, leur rareté, le coût élevé de leur production, ont fait examiner leur nécessité, déterminer leur besoin minimum.

Des données anciennes fixaient ce besoin, par jour, à 56 grammes (Voit), 80 ou 100 (Tiegerstedt). En Allemagne, pendant cette guerre, la pénurie de matières grasses a provoqué des états maladifs caractérisés notamment par de l'hydropisie, qu'on a décrits sous les noms de Kartoffelkrankheit, maladie de la pomme de terre, et de Fetthunger, faim de graisse. Des expériences récentes de Hindhede sur l'homme et de Mc Callum et

Davis sur le rat semblent démontrer que ce besoin n'est pas quantitatif, et se trouve seulement lié au besoin de vitamines dont nous parlerons plus loin.

Il n'y a donc pas de besoin minimum absolu de graisse, mais une petite quantité est nécessaire dans la ration et une certaine quantité est utile, notamment pour améliorer le travail digestif. Peut-être même favorise-t-elle l'utilisation des autres constituants de la ration. Dans la pratique, Starling a proposé et les Alliés ont adopté pendant la guerre le chiffre de 75 grammes pour le ravitaillement des populations civiles, chiffre qui dépasse certainement la limite des besoins.

Les matières azotées. — Les matières azotées sont, nous l'avons dit, des composés organiques contenant de l'azote combiné au carbone, à l'hydrogène et à l'oxygène; parfois, il s'y ajoute du soufre ou du phosphore, plus rarement du fer ou de l'iode.

La complexité déjà observée dans les corps plus simples que sont les hydrates de carbone et les graisses laisse supposer la variété de composition que nous allons rencontrer parmi les matières azotées.

Les connaissances précises sur ce groupe de substances sont récentes et encore très incomplètes.

On reconnut d'abord l'albumine du blanc d'œuf qui est restée le type des matières azotées, puis la fibrine du sang, la caséine du lait, le gluten des céréales ou fibrine végétale, sans pouvoir déterminer leur composition ni savoir si elles étaient réellement distinctes. Puis on y ajouta la gélatine provenant de l'ébullition pro-

longée des matières vivantes et la chondrine des cartilages qu'on distingua des précédentes groupées sous le
nom de protéines (matières de premier rang). La liste
s'allongea successivement des globulines du sang, de la
vitelline du jaune d'œuf, de la créatine du muscle, etc.

L'analyse chimique élémentaire, seule possible pendant longtemps, montrait dans tous ces corps des molécules si complexes qu'on n'en pouvait rien conclure sans
autre fil conducteur.

On chercha à classer ces produits si nombreux et si
variés par leurs caractères physiques (température de
coagulation, action sur la lumière, etc.), à les grouper
en familles naturelles par leurs réactions chimiques
(action des alcalis, des acides, réactifs spéciaux). Puis
on pratiqua une analyse plus fine des matières azotées
naturelles et de leurs produits de transformation, en les
décomposant d'une manière progressive et ménagée au
moyen de la baryte (Schutzenberger), de l'acide chlorhydrique (Kossel), des ferments, d'autres substances
encore.

Les divers procédés mis en œuvre donnèrent des
résultats très concordants et aboutirent — après les travaux de toute une génération de chercheurs — à extraire
des complexes azotés, une série de corps chimiquement
définis, les acides aminés, dont les groupements très
divers expliquent la variété des produits naturels qui
existent dans l'organisme, où beaucoup constituent la
matière vivante ou protoplasma.

La collaboration patiente des chimistes et des physiologistes réussit ainsi à mettre de l'ordre dans la foule

des matières azotées et à les classer rationnellement. Ce travail, non encore terminé, permet aujourd'hui de distinguer les groupes suivants :

Substances albuminoïdes naturelles.	{ Albumines. { Globulines.
Albuminoïdes de transformation.	{ Albumoses et peptones. } Polypeptides. { Acides aminés.
Protéides.	Glycoprotéides et nucléoprotéides.
Albumoïdes.	Gélatines, élastine et kératines.

Les substances albuminoïdes naturelles se présentent en solutions colloïdales dont on peut les précipiter (coagulation) par la chaleur, les acides minéraux, l'alcool, divers autres corps. C'est ce qui se produit devant nos yeux quand le lait caille, quand on cuit un œuf, quand une hémorragie s'arrête.

On y distingue les albumines, solubles dans l'eau pure, et les globulines insolubles. Elles sont associées dans le sang, le lait, le muscle, l'œuf et l'on connaît mal leurs différences essentielles.

Lorsqu'on fait agir sur les substances albuminoïdes naturelles les sucs digestifs, gastrique ou pancréatique, on voit apparaître des produits incoagulables qu'on appelle albumoses et peptones. Ces corps seraient des polypeptides très complexes dont on sait isoler un certain nombre d'acides aminés.

Nous ne voudrions pas entrer ici dans le détail de la constitution de ces corps, qui ne pourrait être abordée que par des chimistes entraînés, et que l'on trouverait d'ailleurs, si l'on en avait la curiosité, dans les traités de chimie biologique.

Pour en donner une idée, nous dirons que ces acides aminés sont des acides organiques dans lesquels un atome d'hydrogène est remplacé par une molécule d'amine NH^2, radical dérivé de l'ammoniaque. Ainsi, à l'acide acétique, le vinaigre, correspond l'acide amino-acétique, le plus simple des acides aminés actuellement connus, qui porte le nom de glycocolle.

Comme les acides organiques sont très nombreux, ils peuvent donner une grande variété d'acides aminés, et comme à ces molécules peuvent s'ajouter des fonctions alcool, phénol, sulfurée, etc., on voit à quelle complication on doit aboutir.

En réalité, on est loin d'avoir terminé cette série de recherches, et l'on ne connaît encore que quelques-uns de ces corps bien définis : le glycocolle, l'alanine, la valine, la leucine, l'isoleucine, la sérine, l'acide glutamique, l'acide aspartique, la lysine, l'arginine, l'histidine, la cystine, la tyrosine, la phénylalanine, la proline, le tryptophane.

Fischer a réussi la synthèse de divers polypeptides à partir d'acides aminés et réalisé ainsi des corps dont certains se rapprochent des peptones et même des albumoses obtenues à partir des substances albuminoïdes naturelles.

On conçoit l'intérêt théorique de ces travaux qui nous mettent sur la route de la synthèse de la matière vivante. On verra un peu plus loin leur importance pratique pour l'alimentation.

Toutes les matières azotées de l'organisme ne se résolvent pas en acides aminés.

On a réuni sous le nom de protéides des complexes albuminoïdes dans lesquels entre une substance non albumineuse qui peut être un sucre, une nucléine, un pigment.

Le type des protéides sucrés ou glycoprotéides est la mucine du mucus des bronches et de l'escargot, d'où l'on peut extraire une glucosamine.

Les nucléoprotéides qu'on trouve dans les noyaux de toutes les cellules sont formés d'un albuminoïde et d'un corps phosphoré, la nucléine, décomposable elle-même en un albuminoïde et un acide phosphoré, l'acide nucléique. On en rapproche les paranucléoprotéides également phosphorées : la caséine du lait, la vitelline du jaune d'œuf, la zéine du maïs, l'hordénine de l'orge, la gliadine du blé. Le type des pigmentoprotéides est fourni par l'hémoglobine du sang dans laquelle un albuminoïde est soudé à un pigment ferrique, l'hématine.

On réunit sous le nom d'albumoïdes des substances azotées qui ne rentrent pas exactement dans les deux groupes précédents des albuminoïdes et des protéides. Parmi elles, les plus connues sont la gélatine, l'élastine des fibres élastiques, les kératines des poils et des ongles. A cette longue énumération, il faut encore ajouter une catégorie de substances encore mal définies auxquelles Funk a donné le nom de vitamines, bien qu'elles ne soient pas certainement aminées, que les auteurs américains préfèrent appeler facteurs accessoires de l'équilibre et de la croissance, et pour lesquelles Abderhalden vient de créer le mot eutonines.

Ces substances, dont l'une indispensable à l'équilibre de poids est soluble dans l'eau, une autre nécessaire à la croissance est soluble dans les graisses, se sont révélées au cours de recherches sur le traitement de maladies particulières : scorbut, béribéri, pellagre, qu'on réunit maintenant sous le nom de maladies de carence ou d'avitaminose.

Nous ne connaissons encore que les heureux effets de ces substances sur la santé, sans avoir découvert leur véritable nature chimique.

L'organisme vivant renferme 16 p. 100 de corps azotés de toutes ces sortes, la moitié de la matière organique qu'il contient. Ce sont eux qui forment le noyau et le protoplasma des cellules, la substance véritablement vivante. Celle-ci s'use par le fonctionnement et doit trouver dans la nourriture les matériaux nécessaires à son entretien, à sa reconstitution incessante, à son accroissement pendant le jeune âge.

Les substances azotées se trouvent dans tous nos aliments d'origine organique, tant animaux que végétaux. L'œuf de poule en renferme 12 p. 100, le lait de vache 4, la viande de 15 à 20, le poisson de 10 à 20, les fromages de 25 à 35 p. 100. Certains végétaux sont tout aussi riches : les haricots, pois, lentilles en contiennent 20 à 25 p. 100, le blé 10, les légumes verts et les fruits beaucoup moins.

Introduites dans le tube digestif, ces matières azotées sont attaquées successivement dans l'estomac par le suc gastrique qui les démolit en peptones et polypeptides, puis dans l'intestin par le suc pancréatique et le suc intestinal qui poussent la dégradation jusqu'aux acides aminés.

C'est probablement sous cette forme que les aliments albuminoïdes sont absorbés et passent dans le sang, après quoi, les diverses molécules se recombinent en de nouveaux groupements propres à l'espèce et au tissu qui les incorporent.

On est moins bien renseigné sur le mécanisme de la digestion des protéïdes.

On admet actuellement que l'organisme ne peut transformer les acides aminés les uns dans les autres et qu'il doit se contenter de ceux que lui apporte la digestion. Nous verrons bientôt l'importance pratique de cette donnée en même temps que les faits sur lesquels elle s'appuie.

Les complexes d'acides aminés fournissent à la matière vivante les matérieux nécessaires à sa réparation. Il est possible que, chez les jeunes, la croissance exige des molécules plus complexes que, chez l'adulte, l'entretien des composés déjà existants dont une partie seule s'userait, l'autre étant persistante.

Des substances azotées introduites dans le corps par chaque repas, il semble que la matière vivante n'emploie qu'une partie à se renouveler; l'excédent ne paraît pas s'accumuler dans des réserves, comme les substances organiques non azotées; il serait donc brûlé à mesure au contact des tissus.

La destruction des albumines se ferait par une série

de dédoublements aboutissant à des acides aminés qui, à leur tour, s'oxyderaient en abandonnant leur radical amine sous forme d'ammoniaque; celle-ci se combinerait aux acides de l'organisme qu'elle neutraliserait, et notamment à l'acide carbonique avec lequel elle donnerait finalement par déshydratation de l'urée; on trouve dans l'urine et la sueur ces sels ammoniacaux et cette urée qui représentent à peu près les huit dixièmes de l'azote introduit dans l'organisme. Le reste serait excrété sous des formes plus complexes.

Nous ne pouvons nous étendre ici sur ces questions difficiles et encore imparfaitement connues.

Nous dirons seulement quelques mots du cycle de l'azote, comme nous avons déjà esquissé celui du carbone.

Les déchets azotés de l'organisme sont des substances fermentescibles que des microbes transforment en sels ammoniacaux. L'urée donne ainsi du carbonate d'ammoniaque.

D'autres bactéries font avec ces sels des nitrites, puis des nitrates.

D'autres encore fixent directement sous la même forme l'azote de l'air.

Les plantes se nourrissent de ces nitrates, en construisent les protéines de leur propre protoplasma.

Les animaux qui les mangent y trouvent les acides aminés tout formés dont ils constituent leur matière vivante, avant que de libérer l'azote qui y entre pour un nouveau circuit bactéries — plantes — animaux.

Les matières azotées de notre nourriture n'ont

qu'accessoirement un rôle énergétique. Elles peuvent bien aider à fournir la chaleur nécessaire à l'organisme et c'est à cela que servent celles que nous ingérons en excès. Il est possible aussi qu'elles fournissent en se décomposant des hydrates de carbone et des graisses qui vont s'ajouter aux réserves de combustibles. Mais ces transformations sont d'un très faible rendement. D'après ce que nous venons de voir, leur rôle capital est d'apporter les acides aminés indispensables, et probablement aussi les constituants des nucléoprotéides, que les autres sortes d'aliments ne peuvent fournir. Ce sont essentiellement des aliments plastiques et non respiratoires.

Leur absence totale dans la ration ne tarde pas à provoquer la mort.

On le sait depuis fort longtemps et Magendie l'a démontré par expérience il y a plus d'un siècle.

La question qui reste ouverte est de savoir la qualité et la nature de ces substances qu'on doit introduire dans notre alimentation.

On a pu nourrir un chien pendant plus de six mois uniquement de viande maigre, mais ce régime, possible pour un carnivore, ne conviendrait certainement pas à l'homme. D'abord, il faudrait, pour subvenir à tous les besoins, une quantité énorme de viande — plus de 2 kilogs par jour — qu'on ne pourrait supporter sans dégoût ni sans malaises. Puis, les matières azotées coûtant toujours beaucoup plus d'argent à produire que les aliments non azotés, il y aurait là un gaspillage économique qui s'ajouterait au gaspillage physiologique. On admet, pour l'homme, que la ration d'albuminoïdes ne doit pas dépasser 300 grammes par jour dans nos pays.

Le vrai problème est de connaître le besoin minimum d'albumine, celui qu'on est obligé de satisfaire sous peine d'accidents.

Tant qu'on ne soupçonnait pas le destinée des matières azotées dans l'organisme, on se contentait d'évaluer leur quantité en azote. L'urine de chaque jour représente une sortie de 16 grammes d'azote environ, correspondant à quelque 100 grammes de composés azotés.

C'est à peu près au même chiffre qu'on arrive quand on considère la consommation d'une population européenne s'alimentant librement.

Mais, nous avons vu qu'une partie de cet azote est en excédent des besoins réels.

Lapicque a signalé que les Abyssins et les Malais se contentent d'une ration plus faible, 1 gramme par jour et par kilogramme de poids. Des Européens, soumis à des régimes alimentaires expérimentaux ne contenant que 70 à 80 grammes d'albumine par jour, ont pu se maintenir en santé. Pendant le siège de Paris en 1870. les bataillons de mobiles n'avaient pas disposé de plus de 68 grammes,

On a discuté de savoir si cette ration limite est la plus avantageuse pour la santé, et pour la race ou s'il ne vaut pas mieux l'augmenter. Tant que l'on croyait à une différence essentielle entre animaux et végétaux, on pouvait également se poser la question s'il faut demander l'azote de préférence aux uns ou aux autres.

De tout temps, certaines personnes ont répugné, par sentiment, à manger de la viande; cette abstention était une règle de certaines religions et l'est encore pour les brahmanes. Actuellement, on rencontre de nombreux adeptes du végétarisme qui apportent à leur conviction toutes sortes d'arguments. Comme preuve d'activité intellectuelle due à l'application de leur doctrine, ils citent Newton écrivant l'*Optique* pendant qu'il ne se nourrissait que de pain, d'eau et de vin; comme preuve de force physique, les coureurs hindous, les paysans russes, les portefaix turcs, beaucoup de sportifs et bien d'autres encore. Ils accusent la viande d'introduire dans l'organisme des toxines, des poisons, qui l'usent prématurément. Ils répètent que les animaux carnassiers sont violents et combattifs.

Il est certain que le régime végétarien a ses avantages. Au point de vue thérapeutique, il est le seul qui convienne à certains malades de la nutrition, aux goutteux, aux arthritiques. Au point de vue économique, il est de beaucoup le moins coûteux et permet à ceux qui ne disposent que de faibles ressources d'acquérir plus de nourriture.

En temps de disette, il devient pour beaucoup une nécessité. Mais il ne faudrait pas le pousser jusqu'à ses extrêmes limites, jusqu'au végétalisme, supprimer tous produits animaux, quels qu'ils soient : lait, beurre, fromage, œufs, sous peine d'accidents dont on comprendra la cause tout à l'heure.

Le régime végétarien devient facilement insuffisant et provoque alors des troubles de dénutrition. Certains l'accusent de ne pas permettre l'effort prolongé et d'inciter le travailleur à chercher dans l'alcool le tonus qui lui manque. En 1764 déjà, Haller attribuait au défaut de viande *semper debilitatum ad labores, ad venerem inertius* et Geoffroy Saint Hilaire y voyait la cause première de l'autorité des Anglais sur les Irlandais mangeurs de pommes de terre et les Hindous qui s'interdisent de toucher aucun animal.

Y a-t-il donc un optimum d'azote et la composition du régime alimentaire d'un peuple influe-t-elle sur sa destinée, son caractère, sa fécondité? Cette question de philosophie physiologique est loin d'être absurde à priori, mais on ne peut la résoudre simplement.

Tout d'abord, il faudrait savoir si l'on doit préférer la bonté à la puissance, l'action à la contemplation. C'est tout le problème de la destinée. Et puis, si l'on pouvait choisir, resterait à examiner la valeur de tous les arguments invoqués. Parmi les gros mangeurs de viande, il y a bien les Allemands à qui nous ne voulons pas ressembler en ce moment, mais aussi les Anglais qui nous sont fort sympathiques. Les Japonais qui ne mangent pas de viande et ne prennent qu'un peu de poisson sont réputés pour leur activité et leur esprit d'entreprise. L'Européen qui absorbe facilement un excès de viande dans les pays froids ne peut en supporter beaucoup sous les tropiques.

En attendant que la lumière se fasse, il est sage de s'en tenir à la tradition qui a l'avantage d'être une expérience séculaire. Puisque l'homme est omnivore, que sa dentition, que son tube digestif sont faits pour manger aussi bien la viande que les végétaux, il est bon d'introduire dans notre alimentation l'une comme les autres.

Quand on examine la ration d'individus se nourrissant librement, sans idées préconçues, on y trouve environ moitié d'albumines animales et moitié de végétales. C'est une heureuse proportion à laquelle on peut s'arrêter.

D'ailleurs, la question ne peut plus se poser du besoin minimum d'azote, ni du rapport nécessaire des aliments animaux et végétaux. Les découvertes sur les acides aminés l'ont totalement déplacée. Puisque l'organisme a besoin d'un certain nombre d'acides aminés qu'il ne peut fabriquer par ses propres moyens, il faut qu'il les trouve dans la nourriture, que celle-ci les apporte tous.

Nous avons vu que notre connaissance des acides aminés est encore très imparfaite. Nous n'en connaissons qu'une vingtaine et leur nombre est certainement beaucoup plus grand. Mais nous savons déjà que chaque aliment ne contient pas tous ceux qu'on rencontre dans notre organisme.

Le blanc d'œuf manque de glycocolle, d'arginine, d'histidine; la caséine du lait ne contient pas de glycocolle; la gélatine n'a ni cystine, ni tyrosine, ni tryptophane; la gliadine du blé n'a ni cystine, ni phénylalanine; la zéine du maïs manque de glycocolle et de cystine, etc.

Une nourriture azotée fournie par un seul de ces corps serait insuffisante, quelque quantité qu'on en absorbe. On pourrait dépasser 100 grammes d'albuminoïdes par jour sans combler le déficit. Un régime qui ne comprendrait comme aliments azotés que de la gélatine et de la zéine, ou de la gliadine par exemple, n'empêcherait pas d'être privé de cystine.

On a expérimenté sur les animaux, le rat en particulier, l'effet de rations ainsi composées.

Une nourriture suffisante pour assurer tous les besoins d'énergie, renfermant tous les sels, hydrates de carbone et graisses nécessaires, mais manquant de lysine, arrête net la croissance des jeunes; celle-ci reprend dès qu'on ajoute de nouveau la lysine au régime. L'absence de cystine n'empêche pas moins le développement. L'absence d'arginine, et surtout d'histidine, non seulement arrête la croissance, mais encore amène une rapide perte de poids.

On a pu établir pour quelques-uns de ces corps la quantité que doit en contenir la ration. Il ne faut donc plus parler d'un minimum d'azote, mais bien d'une série de minima de lysine, de cystine, d'histidine, et de tous les acides aminés indispensables, connus ou encore à découvrir.

Bien plus, la proportion de chacun d'eux nécessaire pour maintenir l'équilibre chez l'adulte n'est pas du tout la même que celle indispensable à la croissance chez le jeune. La lysine qui n'a que peu d'influence sur l'équilibre est capitale pour le développement; elle peut être rare dans le régime de l'adulte, elle doit abonder dans celui de l'enfant.

Le lait, dans sa complexité, est le seul aliment azoté parfaitement équilibré que nous connaissons pour le jeune.

Les acides aminés ne sont probablement pas les seules matières azotées indispensables. Il en est d'autres dont l'étude chimique est moins avancée, mais dont les effets physiologiques sont non moins saisissants.

Dans les pays où l'on se nourrit principalement de riz, on observe une maladie fréquente, le béribéri, caractérisée par des paralysies, des contractures et des atrophies musculaires. Eykman a montré qu'elle ne se rencontre que chez des individus mangeant du riz décortiqué. On peut reproduire la maladie chez des poules ou des pigeons en ne leur donnant que du riz poli et la guérir à volonté en ajoutant la cuticule du riz à la ration. Funk a isolé de la cuticule un produit aussi efficace qu'il a dénommé vitamine. Cette vitamine perd ses effets quand on la chauffe quelque temps à 120°. Or, on connaît d'autres maladies qui n'apparaissent que chez des individus nourris uniquement d'aliments stérilisés, tel le scorbut des marins et des explorateurs qu'on traite d'ailleurs par le jus de citron frais, la maladie de Barlow des nourrissons alimentés, au biberon, de lait stérilisé, qui cesse quand, perdant la crainte exagérée des microbes, on donne un peu de lait cru.

On a rapproché toutes ces maladies, différentes d'aspect, sous le nom de maladies par carence, pour indiquer que leur cause est un manque qualitatif de l'alimentation.

Les physiologistes américains ont distingué dans les vitamines deux facteurs : l'un soluble dans les graisses, nécessaire à la croissance; l'autre soluble dans l'eau, nécessaire à l'équilibre de poids.

Peu à peu, le problème des vitamines se rapproche de celui des acides aminés, sans qu'on sache encore si les deux se confondent.

Peut-être, un jour, quand cette chimie sera plus avancée, pourra-t-on parler d'un minimum d'azote extrêmement réduit? Peut-être aussi, réalisant la prédiction de Berthelot, nous offrira-t-on de quoi refaire nos albuminoïdes sous forme de boulettes de lysine ou de comprimés d'histidine?

En attendant, la seule conclusion immédiatement pratique à tirer de toutes ces études est celle que nous fournissait déjà le bon sens : varier son alimentation suffisamment pour être certain d'y trouver tous les composés indispensables, n'exclure aucun des aliments qui entrent dans la composition traditionnelle de nos repas. On verra plus tard si l'on peut mieux faire.

Même alors, les chimistes n'iront pas jusqu'à supprimer notre tube digestif qui réclamera toujours, pour bien fonctionner, un certain volume et une certaine consistance, pas plus qu'ils ne toucheront à l'appétit qui donnera toujours raison à une bonne cuisine.

LES ALIMENTS AU POINT DE VUE ÉNERGIE

Nous en avons fini avec les données chimiques de l'alimentation. C'était la partie de ce livre la plus complexe et la plus ardue à exposer, elle aura été également la plus difficile à lire.

Si je dois m'excuser auprès du lecteur de n'avoir

peut-être pas été constamment aussi clair qu'il eût fallu, et de lui avoir souvent demandé un effort d'attention trop considérable, je n'ai pas à le faire d'avoir tenu à montrer la question dans toute la complexité que nous lui connaissons aujourd'hui. Il est nécessaire, quand on veut examiner un problème, d'en connaître auparavant les données exactes.

On a trop tendance quand on sort du laboratoire pour parler sur la place, à simplifier, à schématiser, à tel point qu'on fait croire que la recherche est terminée, la vérité entièrement connue, qu'il n'y a plus rien à apprendre.

En ce qui concerne l'alimentation, tous les livres écrits pour le public — et même beaucoup de ceux écrits pour l'étudiant ou le médecin — présentent un bel édifice, entièrement bâti, simple de lignes, aisé à comprendre, auquel il ne manque pour être parfait que d'être vrai, de s'accorder avec le bon sens, de tenir compte de tous les aspects de la vie.

Il est tentant de ramener tout le problème à un calcul de calories et beaucoup s'y laissent prendre. Mais c'est aussi très dangereux. Un jour, les faits crèvent l'esquisse, la vie déborde le tableau qu'on en faisait; pour avoir voulu être trop clair et trop logique, on risque de détruire notre confiance en la vérité scientifique, la seule cependant que nous puissions approcher et qui vaille la peine d'être cherchée.

J'ai tenu à montrer que la question — comme d'ailleurs toutes celles qui touchent à la vie — est beaucoup plus complexe et que nous sommes loin encore de l'avoir résolue.

J'espère que le lecteur me pardonnera l'effort, le trouble même, que je lui impose pour lui donner une impression de plus grande, de plus complète vérité.

Il nous reste à examiner les aliments au point de vue de l'énergie qu'ils fournissent pour connaître tous les déterminants connus de la ration.

Nous avons dit que les aliments brûlent dans l'organisme; nous avons comparé celui-ci à une machine à vapeur.

Pour comprendre la valeur de cette comparaison, prenons en exemple une chaudière. On l'alimente de charbon. On peut peser le charbon introduit. Ce charbon peut être de qualité variable : telle espèce donne beaucoup de cendres, telle autre peu; s'il est très mouillé, il brûlera mal, il chauffera peu. Il n'est pas jusqu'à la grosseur des morceaux qui influera sur la combustion.

Au contact de l'oxygène de l'air appelé dans le foyer, le charbon brûle, disparaît; l'air se charge d'acide carbonique et de vapeur d'eau. Les cendres tombent, et aussi les escarbilles dont la taille était trop petite pour la grille, et encore les pierres mélangées au charbon.

Une grande quantité de chaleur se dégage dont une part se perd par la cheminée, une autre rayonne autour de la chaudière, une dernière chauffe l'eau de celle-ci.

Plus la chaudière est grande et plus il faut de chaleur et par suite de charbon. Plus elle est petite, et plus elle dissipe inutilement de chaleur par ses parois, plus elle consomme pour fournir une même quantité d'énergie.

Si les machines s'arrêtent, la pression augmente, la

vapeur s'accumule, on ralentit le feu ou on laisse échapper la vapeur. Si le travail augmente, on brûle plus de charbon pour conserver la pression.

Mais, pour une chaudière donnée, on ne pourra pas satisfaire à n'importe quelle somme de travail, simplement en poussant les feux. Le foyer et la chaudière doivent être adaptés à l'activité de l'usine.

Si l'on chauffe trop, si le feu a trop d'à-coups, la chaudière se détraque ; si le feu s'éteint, elle s'arrête.

Transposons à la machine humaine.

On l'alimente de nourriture. On peut peser la nourriture introduite.

Cette nourriture peut être de qualité variable. Telle espèce donnera beaucoup de résidus, telle autre peu. Si elle est très diluée, elle sera mal utilisée. Il lui faut une certaine consistance, une certaine concentration.

Au contact de l'oxygène de l'air, apporté par le sang, la nourriture assimilée se détruit, disparaît ; le sang se charge d'acide carbonique et d'eau qu'il va porter aux poumons et aux reins, les résidus tombent et aussi les matières non assimilées.

Une grande quantité de chaleur se produit dont une part sort pendant l'expiration, une autre rayonne autour du corps, une dernière sert à chauffer le corps et à le maintenir à 37°.

Plus l'organisme est grand, plus il lui faut de nourriture. Plus il est petit et plus il perd de chaleur par rayonnement, ce qui oblige à lui donner plus de nourriture par unité de volume.

Si l'organisme est au repos, il lui faut moins s'alimenter ; si, au contraire, il travaille, il lui faut plus de nourriture pour trouver l'énergie nécessaire. Il ne peut dépasser un certain maximum d'activité, simplement en mangeant plus ; il y a une limite à la digestion qui conditionne la force dont il dispose.

Si l'on mange trop, ou très irrégulièrement, la santé s'altère ; si l'on mange trop peu, elle s'altère aussi ; si l'on ne mange plus, la mort survient.

Le parallélisme des deux descriptions est frappant.

Il ne faudrait pas cependant le pousser jusqu'à l'absurde, chercher chez l'homme le désincrustant de la chaudière ou le ringard du foyer. Ces images outrées sont tout au plus bonnes à la réclame de certains produits commerciaux.

En réalité, tout est loin d'être comparable dans les deux machines.

L'homme est une machine réglée pour un certain travail qu'il ne peut dépasser ni diminuer beaucoup. Sa température reste constante, et l'arrivée d'un excès de combustible, si nous continuons d'appeler ainsi la nourriture, ne produit pas de coup de feu, mais bien une mise en réserve. Quelle chaudière pourrait ainsi régler automatiquement sa marche, économiser elle-même son charbon ? L'organisme peut éliminer la chaleur produite en excès, notamment par la transpiration ; il peut éviter la perte trop grande de calorique en ralentissant la circulation cutanée ; il présente donc toute une série de moyens de se conserver en équilibre à peu près parfait. Enfin, il trouve dans son combustible de quoi entretenir et réparer la chaudière elle-même !

Nous ne pouvons négliger ces faits parce qu'ils ne se retrouvent pas dans nos machines, et nous ne savons pas calculer exactement les corrections qu'ils apportent au fonctionnement de l'être vivant considéré d'un point de vue purement mécanique.

La calorie, unité d'énergie. — Sous ces réserves, nous pouvons reprendre la comparaison des deux machines et, pour l'homme considéré comme tel, calculer le bilan d'énergie.

Dans le cas de la machine à vapeur, le charbon brûle, c'est-à-dire se combine à l'oxygène de l'air en libérant de la chaleur. La réaction chimique est intimement liée à la transformation d'énergie ; elles sont deux aspects différents d'un même phénomène.

Dans le cas de l'homme, le charbon des aliments se combine à l'oxygène de l'air apporté par le sang, en libérant également de la chaleur. Seulement, le combustible étant moins simple, la réaction est plus complexe : ce n'est plus une combustion vive, avec flamme, mais bien une série de transformations successives et ménagées qui dégagent de la chaleur ; le carbone n'intervient pas seul, mais aussi l'hydrogène qui s'oxyde en donnant de l'eau et de la chaleur.

Dans les deux cas, le résultat est le même : des corps (combustible, aliment), par leur transformation matérielle, libèrent leur énergie potentielle et fournissent de la force vive.

Dans l'industrie, le problème économique consiste à réaliser le meilleur rendement. L'ingénieur détermine la composition du charbon, pèse la quantité brûlée en tenant compte des escarbilles, analyse les gaz de la cheminée, calcule les pertes par rayonnement et par évaporation. Les physiologistes ne font pas autre chose. Ils déterminent la composition chimique de tous les aliments, pèsent les quantités ingérées de chacun d'eux, cherchent dans les excrétions les matériaux inutilisés, analysent les gaz expirés, calculent les pertes par rayonnement et par évaporation. Comme l'ingénieur, ils établissent le bilan de matière et d'énergie, précisent le meilleur rendement.

De même que l'ingénieur a réussi à calculer le travail fourni par une quantité donnée de vapeur, l'équivalent mécanique de la chaleur, de même le physiologiste a pu établir la valeur calorifique des divers aliments. Il n'a d'ailleurs fait que suivre étroitement, pas à pas, les grandes découvertes des physiciens et des chimistes qui ont abouti à la loi de la conservation de l'énergie et à la thermochimie.

L'énergie se révèle dans l'être vivant par de multiples manifestations mécaniques, calorifiques, électriques, chimiques. Nous n'aurons pas besoin d'examiner chacune en particulier comme nous avons dû le faire pour les échanges de matière. Les physiciens ont reconnu depuis longtemps l'unité de l'énergie sous ses diverses formes et nous ont appris à calculer les équivalences qui permettent de passer de l'une à l'autre. On peut les ramener toutes à une seule, et prendre comme unité de mesure celle qu'il nous plaira : unité mécanique, ou de chaleur, ou d'électricité.

Le calcul des machines à vapeur se faisant généralement en chaleur, les premières mesures physiologiques ayant été également faites sous cette forme, le corps restituant la plus grande partie de l'énergie qu'il a reçue sous forme de chaleur, on établit couramment les bilans d'énergie en unités de chaleur, en calories.

La calorie est la quantité de chaleur nécessaire pour élever de 1° un litre d'eau.

Nous passerons successivement en revue les moyens employés en physiologie pour estimer en calories le bilan de l'énergie humaine, puis nous déterminerons sous cette forme la grandeur de nos besoins et celle des ressources que nous fournissent les divers aliments.

Déterminations des besoins d'énergie. — Jusqu'à la fin du XVIIIe siècle, aucune directive ne permettait d'aborder le problème. On avait supposé que la température du corps est due à la chaleur dégagée par le frottement du sang dans les vaisseaux, ou par la résistance des nerfs au passage de l'influx nerveux, ou à des combinaisons hypothétiques, ou à des fermentations, etc.

En 1783, Lavoisier apporta d'un seul coup la lumière. Il venait d'établir les bases de la chimie en montrant la nature de la combustion du carbone par l'oxygène et en réalisant la synthèse de l'eau.

Plaçant un cochon d'Inde sous une cloche et mesurant l'acide carbonique dégagé par sa respiration, il trouva en 10 heures une quantité correspondant à 3 gr. 33 de charbon. Or, la combustion de 3 gr. 33 de charbon dégage assez de chaleur pour faire fondre 326 gr. 75 de glace; la vie du cobaye pendant 10 heures en fournit de quoi fondre 341 gr. 08. C'est la même quantité à 4 p. 100 près!

Deux ans plus tard, reprenant la même expérience sur l'homme et les animaux, il ne retrouve plus que 81 p. 100 de l'oxygène disparu sous forme d'acide carbonique et suppose que le reste a été employé à former de l'eau avec l'hydrogène.

Avec Séguin, il montre que l'homme consomme d'autant plus d'oxygène et produit d'autant plus d'acide carbonique qu'il se livre à un travail mécanique plus intense.

Enfin, en 1789, il résume toutes ses expériences en disant : « On voit que la machine animale est gouvernée par trois régulateurs principaux : la *respiration*, qui fournit l'énergie et le calorique; la *transpiration* qui s'accroît ou s'abaisse selon qu'il est nécessaire d'emporter plus ou moins de calorique; enfin la *digestion* qui rend au sang ce qu'il perd par la respiration et la transpiration ».

C'est tout le problème de la chaleur animale et des échanges d'énergie exactement posé.

Il faut attendre jusqu'en 1822 pour que ces études soient reprises. L'Académie des Sciences, ayant mis au concours la détermination des sources de la chaleur animale, reçut deux mémoires, l'un de Dulong, l'autre de Despretz, qui répétaient les expériences respiratoires et calorimétriques de Lavoisier et confirmaient ses résultats.

En 1839, Boussingault entreprit des recherches d'un

autre ordre. Il établit le bilan matériel des échanges nutritifs en analysant la composition des aliments ingérés et celle des excreta.

Voici, par exemple, pour une tourterelle adulte de 188 grammes, nourrie de millet et d'eau, en équilibre de poids, le bilan d'un jour :

Matières.	*Ingérées.*	*Excrétées.*	*Eliminées par la peau et les poumons.*
Eau	8,627	5,007	3,620
Sels.	0,356	0,361	—
Aliments organiques . . .	13,458	2,862	10,596
dont :			
Carbone.	6,365	1,294	5,071
Hydrogène	0,869	0,163	0,706
Oxygène.	5,769	1,109	4,660
Azote	0,455	0,296	0,159

En 1849, Regnault et Reiset reprirent avec plus de précision les expériences de Lavoisier en les limitant aux échanges respiratoires. Ils établirent que la grandeur des échanges est en rapport avec la température du corps, la taille, le régime alimentaire et l'activité musculaire.

Le problème se précisait. D'une part, on connaissait les trois grandes méthodes d'investigation : mesures calorimétriques, respiratoires, alimentaires. D'autre part, on savait déjà les principales causes des variations des besoins d'énergie : la conservation de la température du corps et le travail musculaire.

En 1865, Berthelot fit connaître le lien qui unit les échanges de matière et les échanges d'énergie, celui qui permet de passer d'une méthode de mesure à une autre. Il montra que les échanges matériels de l'organisme ne se bornent pas à de simples processus d'oxydation, mais comportent aussi des hydratations, des dédoublements, des réductions, des synthèses, qui ne dégagent pas toutes de la chaleur, dont certaines même en absorbent, si bien que le simple calcul des chaleurs de combustion ne suffit pas à rendre compte de l'activité de l'organisme. Toutefois, si l'on ne considère que l'état initial des matériaux qui contribuent à l'alimentation et l'état final sous lequel on les retrouve à la sortie, il est inutile de tenir compte de toutes les transformations intermédiaires. C'est la loi fondamentale de la thermochimie qui, appliquée à la physiologie, a été énoncée ainsi par Berthelot :

1° La chaleur développée par un être vivant qui ne reçoit le concours d'aucune énergie étrangère à celle de ses aliments et qui n'effectue aucun travail extérieur pendant la durée d'une période à la fin de laquelle il se retrouve identique à ce qu'il était au commencement, est égale à la différence entre la chaleur de formation de ses aliments (y compris l'eau et l'oxygène) et celle de ses excrétions (eau et acide carbonique compris).

2° La quantité de chaleur développée par un être vivant qui effectue des travaux extérieurs, toujours sans le concours d'une énergie étrangère à ses aliments et sans éprouver de changements appréciables dans sa constitution chimique, peut être calculée d'après la différence qui existe entre la chaleur de formation de ses aliments et celle de ses excrétions, diminuée d'une quantité équivalente au travail accompli.

Depuis, les recherches sur l'énergétique animale se sont multipliées. Tantôt, on s'est servi pour les mesures d'une seule des méthodes dont nous venons de parler en la modifiant plus ou moins, tantôt on en a combiné plusieurs. Pettenkofer et Voit, puis Atwater, Benedict ont pratiqué un nombre considérable d'analyses complètes, tenant compte simultanément du bilan de chaleur, de nourriture et des échanges gazeux.

Nous ne pouvons entrer ici dans la description minutieuse de ces mesures, ni dans l'analyse détaillée de leurs résultats, qu'on pourra trouver d'ailleurs dans le livre de Lefèvre : *Chaleur animale et Bioénergétique*. Nous montrerons seulement la variété des moyens mis en œuvre par l'ingéniosité des physiologistes et la concordance très remarquable des données obtenues.

La calorimétrie directe consiste à mesurer la quantité de chaleur dégagée par un organisme dans un temps donné.

Lavoisier le faisait en plaçant l'animal dans une enceinte de glace et en pesant la partie fondue; mais la difficulté de récolter toute l'eau, l'obligation de laisser l'animal en expérience à $0°$, l'impossibilité de lui envoyer de l'air frais sans fausser les résultats, rendait la méthode incommode.

De nombreux appareils furent imaginés qui fournissent la mesure totale de la chaleur dégagée par l'organisme, mais lorsqu'on veut les réaliser pour l'homme ou les grands animaux, on aboutit à une complication expérimentale qui limite les recherches. La nécessité d'avoir des cages de grandes dimensions, d'assurer leur parfait isolement thermique, de brasser constamment le milieu pour maintenir son homogénéité, de réaliser la ventilation, etc., aboutissent à la construction de véritables usines, si l'on veut éviter de sensibles erreurs.

On a cherché à simplifier l'appareillage en mesurant seulement le débit de chaleur sans se soucier de la recueillir en totalité. Hirn a appliqué le thermomètre, d'Arsonval son galvanomètre et l'anémomètre à ces mesures, directes ou indirectes, de la différence de température à l'entrée et à la sortie de l'air circulant dans l'enceinte où vit le sujet. On a encore placé l'animal en expérience dans une chambre ventilée entourée d'une enveloppe d'air comparable à l'immense réservoir d'un thermomètre à gaz dont on mesure l'échauffement par ses variations de volume (Richet, Mosso, Rubner) ou de pression (d'Arsonval, Rosenthal, Ansiaux). Toutefois, on ne peut ainsi tenir compte de la chaleur latente de la vapeur d'eau entraînée pendant l'expiration.

La chaleur étant le produit de l'oxydation dans l'organisme des matières nutritives par l'oxygène de l'air, il doit être possible de la mesurer soit par la quantité d'oxygène consommée, soit par la quantité d'aliments utilisés.

Si l'on n'avait à considérer comme combustible que le carbone, le rapport serait facile à établir puisque 12 grammes de carbone se combinent avec 32 grammes d'oxygène pour former 44 grammes d'acide carbonique en libérant 96 calories. On en déduirait que 1 gramme de carbone alimentaire équivaut à 8 calories, 1 gramme d'oxygène à 3 calories, 1 gramme d'acide carbonique à 2,2 calories.

Mais nous avons déjà dit qu'on ne retrouve pas sous forme d'acide carbonique tout l'oxygène disparu. Dans son expérience fondamentale sur le cobaye, Lavoisier avait eu la chance d'en recueillir 96 p. 100; dans d'autres, il n'en avait plus trouvé que 81 p. 100; l'écart est parfois plus considérable encore. Lavoisier avait déjà soupçonné que le reste de l'oxygène est employé à brûler de l'hydrogène; mais cette combustion ne produit pas la même quantité de chaleur, puisque 2 grammes d'hydrogène se combinent à 16 grammes d'oxygène pour donner 18 grammes d'eau en dégageant 57 calories.

On ne peut donc passer des mesures de calorimétrie directe à celles des bilans respiratoires ou alimentaires qu'après avoir établi la destinée de l'oxygène disparu, ses modes de combinaison avec les différentes espèces alimentaires.

Si l'on examine à ce point de vue les trois groupes d'aliments organiques que nous avons précédemment énumérés, on voit que :

1° Les hydrates de carbone, peuvent être considérés comme formés de carbone et d'eau. Leur destruction demande une quantité d'oxygène égale à celle qu'il faudrait pour brûler uniquement leur carbone et fournit une quantité d'acide carbonique équivalente. Un organisme brûlant ses sucres dégage 96 calories par molécule de carbone éliminée sous forme d'acide carbonique.

2° Les graisses neutres, contenant insuffisamment d'oxygène pour transformer tout leur hydrogène de constitution en eau, se détruisent en empruntant l'oxygène de l'air pour brûler leur carbone et aussi oxyder l'hydrogène restant. De ce fait, l'acide carbonique produit est en moins grande quantité que l'oxygène disparu.

3° Les albuminoïdes présentent une nouvelle complication. Ils ne se décomposent pas totalement dans l'organisme; nous avons vu qu'ils donnent comme résidus de l'urée et d'autres corps plus complexes contenant de l'hydrogène non oxydé. De ce fait, l'oxygène consommé sert bien à brûler tout le carbone et une partie de l'hydrogène comme dans le cas des graisses, mais une autre partie de l'hydrogène reste sous forme non brûlée. Comme d'autre part, l'acide carbonique formé se fixe en partie dans l'urée, le rapport de l'oxygène disparu à l'acide carbonique rendu par la respiration devient encore plus complexe.

Un moyen de déterminer ces rapports est, appliquant le principe de l'état initial et de l'état final, de brûler les diverses catégories d'aliments dans la bombe calorimétrique, comme on fait pour toutes les mesures de thermochimie. On peut connaître ainsi la quantité d'oxygène consommée, celle d'acide carbonique produit, le nombre de calories dégagées.

Pour les hydrates de carbone et les graisses, les nombres obtenus sont directement applicables à l'organisme. Pour les matières azotées, il faut les diminuer de ceux qu'on obtiendrait par la combustion de l'urée.

Les très nombreuses comparaisons qui ont été faites des résultats ainsi obtenus avec ceux des expériences physiologiques dont nous parlerons plus loin, où l'on établissait le bilan complet des échanges énergétiques en mesurant à la fois la chaleur dégagée, les échanges respiratoires et digestifs, permet d'affirmer que les valeurs trouvées en thermochimie sont applicables à l'être vivant.

Certes, il y a lieu de tenir compte d'un très grand nombre de corrections dont toutes ne sont pas encore évaluées exactement, mais, dans l'ensemble, la concordance est suffisante pour qu'on puisse passer des unes aux autres sans risquer de graves erreurs.

Pour passer de la calorimétrie directe à la calorimétrie indirecte par la mesure des bilans respiratoires ou alimentaires, on peut donc tabler sur les valeurs moyennes suivantes, empruntées à Magnus Levy :

	Hydrates de carbone.	*Graisses.*	*Albuminoïdes.*
1 gramme de :	en litres		
Consomme d'oxygène . . .	0,829	2,02	0,966
Produit d'acide carbonique.	0,829	1,427	0,781
Dégage de Calories	4,18	9,46	4,44

Grâce à ces rapports, on peut se contenter de mesurer les échanges respiratoires ou les échanges nutritifs et, des uns ou des autres, déduire le bilan d'énergie.

Ces mesures ont l'avantage de simplifier les expériences, de supprimer l'outillage considérable, le labeur énorme, les corrections nombreuses exigées par la calorimétrie directe. Plus aisées à pratiquer, elles ont fourni le plus grand nombre des données que nous possédons.

Pour connaître les échanges respiratoires, on n'opère

plus comme Lavoisier en plaçant l'animal dans une enceinte close dont l'air se vicie peu à peu, ce qui fausse l'expérience en asphyxiant le sujet et ce qui ne permet pas de continuer longtemps.

On a imaginé toute une série de méthodes : ou bien on opère encore dans une enceinte close, mais dont l'air se débarrasse constamment de l'acide carbonique formé et est enrichi d'oxygène : c'est le dispositif imaginé par Regnault et Reiset, employé depuis par Jolyet et Regnard, Bergonié, Atwater, etc.

Ou bien, on place l'animal dans un courant d'air continu et l'on se contente de mesurer le volume d'air passé et l'acide carbonique produit, sans tenir compte de l'oxygène; c'est le principe appliqué par Dulong et Desprctz, Pettenkofer et Voit, Laulanié, Richet, etc.

Enfin, on peut munir l'individu en expérience d'un masque respiratoire qui n'emprisonne que le nez et la bouche et permet tous les mouvements. On fait alors respirer, soit dans un sac clos absorbant l'acide carbonique et régénérant de l'oxygène, soit dans l'air extérieur, l'air expiré seul étant conduit par un jeu de soupapes à un doseur d'acide carbonique ou à un réservoir dans lequel on prélève les échantillons à analyser (Richet et Henriot, Tissot, etc.).

L'analyse des échanges respiratoires est très commode pour examiner la dépense d'énergie pendant de courtes périodes, et par suite connaître l'influence de facteurs passagers, tels qu'un travail de peu de durée, une course, une marche, le repos, le sommeil, etc. Mais elle ne suffit pas pour établir un bilan complet. En effet, si l'on se reporte au tableau précédent, on voit immédiatement que l'équivalence calorifique de l'oxygène et celle de l'acide carbonique varient avec la nature du combustible.

1 litre d'oxygène correspond à 5,04 calories quand il brûle des hydrates de carbone, à 4,68 quand il brûle des graisses, à 4,6 seulement quand il brûle des albuminoïdes.

1 litre d'acide carbonique correspond à 5,04 calories dans le cas des hydrates de carbone, à 5,62 dans celui des graisses, à 5,68 pour les albuminoïdes.

Le rapport de l'acide carbonique dégagé à l'oxygène consommé, ou comme on l'appelle, le quotient respiratoire, varie de 1 pour les hydrates de carbone à 0,7 pour les graisses et 0,8 pour les albuminoïdes.

On ne peut donc passer des mesures respiratoires au calcul des Calories sans savoir la nature de l'aliment brûlé pendant cette période. Dans les expériences où l'on mesure à la fois l'oxygène et l'acide carbonique, on pourra déduire du quotient respiratoire la nature du combustible. Celles où l'on dose seulement l'acide carbonique ne donneront rien de précis au point de vue du bilan d'énergie et ne pourront servir qu'à l'étude de la dépense de travail.

La grandeur du besoin d'énergie peut également être connue par la mesure des bilans alimentaires, comme l'a fait Boussingault.

Puisque chaque catégorie d'aliments a un pouvoir calorifique connu, il suffit de déterminer la quantité de chacun d'eux entrant dans la ration d'entretien nécessaire pour maintenir l'équilibre de poids, afin de savoir la dépense d'énergie.

On peut se servir pour ces calculs des rations établies par l'usage telles qu'on peut les déduire des données statistiques d'un pays ou d'une ville, ou encore de celles prescrites par des règlements pour certaines collectivités : soldats, prisonniers, etc,

Toutefois, les nombres ainsi obtenus seront généralement trop élevés, parce qu'ils ne tiennent pas compte de ce que toute la nourriture ingérée n'est pas digérée, que toute la nourriture assimilée n'est pas transformée uniquement en acide carbonique, eau et urée, que les individus d'une collectivité ne sont pas en rigoureux équilibre et qu'ils consomment généralement plus que leurs besoins.

On peut, il est vrai, corriger ces erreurs en établissant pour un individu donné le bilan exact de ses échanges matériels, en mesurant ses ingesta et ses egesta pendant qu'il est en équilibre. Ces données sont beaucoup plus précises, quand elles portent sur une durée de plusieurs jours, bien qu'elles exigent non seulement l'équilibre de poids, mais encore la constance des réserves de graisses et de glycogène, puisque les premières sont anhydres tandis que les secondes fixent une quantité notable d'eau, si bien que la transformation des unes dans les autres pourrait modifier le poids sans faire varier la quantité d'énergie disponible et inversement.

Toutes les données obtenues par les différentes méthodes dont nous venons de parler se recoupent, se coordonnent et se critiquent mutuellement quand on entreprend d'établir le bilan complet des échanges de matière d'énergie de l'organisme par la mesure continue de toutes ses entrées et sorties.

Ce sont là des expériences prodigieuses de complexité et de précision qui exigent un effort dont peu de laboratoires possèdent les moyens matériels. Elles ont pu être réalisées par Atwater, Benedict et leurs collaborateurs pour le compte du Ministère de l'Agriculture des Etats-Unis. Elles ont vérifié, précisé, unifié les données partielles acquises antérieurement et fourni la preuve indiscutable que l'organisme est un transformateur d'énergie qui restitue sous forme de chaleur et de travail toute celle qu'il a reçue de son alimentation.

Variations des besoins d'énergie. — Puisque l'alimentation fournit à tous les besoins du corps, il est certain qu'elle devra être d'autant plus abondante qu'il subira des pertes de chaleur et qu'il effectuera plus de travail.

Prenons un adulte au repos complet, ayant terminé sa digestion, dans un milieu de température élevée, soit un lit, soit un bain à 35°. Le seul travail effectué alors est celui du cœur, des muscles respiratoires et de quelques contractions musculaires. Mesurons ses échanges respiratoires ou bien la chaleur qu'il rayonne. On trouvera constamment une valeur équivalente à 1.500 ou 1.600 calories par jour, un peu plus d'une calorie par minute, soit environ une calorie par heure et par kilo de poids. On la désigne sous le nom de dépense de base.

Elle baisse à peine quand le sujet est plus gros, augmente un peu avec la taille et la surface ; elle ne varie pas avec le sexe. Seul l'âge a une influence marquée, comme le montre le tableau suivant emprunté à Magnus Levy et Falk :

La dépense de base de l'adulte étant égale à 100, celle par kilo aux différents âges est comme :

285 à 2 ans et demi.	152 à 14 ans.
269 à 6 —	110 à 15 —
199 à 9 —	75 à 71 —

Première constatation d'un excédent de dépense chez les enfants, d'où nécessité d'une nourriture plus abondante.

A cette dépense, il faut ajouter la chaleur latente due à l'évaporation d'un peu plus d'un litre d'eau par la peau et les poumons, soit quelque 600 calories, la dépense du travail digestif, 200 calories.

On arrive ainsi pour un homme au repos, vivant à une température voisine de 20°, à une dépense journalière de 2.400 à 2.500 calories.

Quand la température s'abaisse, les besoins augmentent.

Tout d'abord, l'air inspiré, les aliments et les boissons ingérés ont besoin d'être plus échauffés pour se mettre à la température du corps. Puis, l'organisme doit lutter contre le rayonnement plus intense qui tend à le mettre en équilibre avec la température extérieure.

Contre ce refroidissement, l'homme peut lutter par le port de vêtements plus épais qui conservent autour de son corps une atmosphère moins froide que le milieu ambiant. Il possède plusieurs moyens de défense physiologiques, tels que la couche de graisse située sous la peau qui forme un vêtement naturel supplémentaire, la vaso-constriction des vaisseaux périphériques qui ralentit la circulation du sang sous la peau, les mouvements musculaires et le frisson qui produisent un travail inutile pour dégager de la chaleur.

On sait que les hommes gras souffrent généralement moins du froid que les maigres, que par le froid la peau bleuit, montrant ainsi la stase sangine, qu'il suffit de remuer, de marcher pour se réchauffer.

La lutte contre le refroidissement est d'autant plus difficile que l'organisme est plus petit, que sa surface est par conséquent plus grande par rapport à son volume. Richet l'a bien montré sur des chiens de tailles diverses et Lapicque en comparant des oiseaux de plus en plus petits. Aussi les besoins de l'enfant soumis au froid sont-ils comparativement beaucoup plus grands que ceux de l'adulte.

Il ne semble pas que la dépense d'énergie nécessaire pour maintenir la température soit proportionnelle à l'abaissement de la température extérieure. Les déterminations qu'on en a faites sont assez peu précises, à cause du grand nombre de facteurs qui entrent en jeu.

Celles que l'on possède du fait des statistiques alimentaires :

3.600 Calories en hiver (5 à 7°).
1.800 à 2.000 C. en été (20 à 25°).

permettraient de l'évaluer approximativement à 100 ou 150 calories par jour et par degré, en supposant que l'homme ne reste exposé au froid que quelques heures, qu'il soit protégé par des vêtements appropriés et en admettant que le besoin de chaleur soit proportionnel au froid, ce qui n'est pas démontré.

Nous verrons plus loin combien ce problème est complexe quand on doit l'appliquer au ravitaillement d'un pays.

Le travail musculaire, le seul qui dépense une quantité appréciable d'énergie, ajoute à ces besoins.

Si l'être vivant était un transformateur d'énergie parfait, il n'y aurait à mesurer que la grandeur de son travail en kilogrammètres puisqu'on sait que 425 kilogrammètres équivalent à une calorie.

En fait, quand on mesure le travail effectué pendant un exercice physique : marche, course, soulèvement de poids, etc., et qu'on détermine la dépense correspondante par les échanges respiratoires ou nutritifs, on trouve des rapports très variables avec le degré d'entraînement du sujet. De l'énergie dépensée, on ne retrouve jamais plus du tiers sous forme de travail, les deux autres étant dissipés sous forme de chaleur.

La dépense d'énergie due au travail est considérable ; à celle transformée en mouvement et à celle plus grande perdue en chaleur s'ajoute l'accélération de la circulation et de la respiration.

Zunz a calculé que la dépense de base étant d'un peu plus d'une calorie par minute, il s'y ajoute pour :

Par heure.

Une marche de 3.600 mètres en terrain horizontal 144 Calories
Une marche de 4.800 mètres en terrain horizontal
    avec 25 kilos de charge 285   —
L'ascension de 300 mètres sur une pente de 30 p. 100 147   —
Une course à bicyclette de 15 kilomètres en ter-
    rain plat. 313   —
Soit une augmentation de 200 à 800 p. 100.

On voit l'intérêt de pareils chiffres pour la détermination des besoins des travailleurs manuels, des soldats en période d'exercice, etc.

Si le même travail était poursuivi sans arrêt, le besoin d'énergie serait tel que la digestion n'y pourrait suffire. Atwater a constaté chez un sujet pédalant 16 heures sur une bicyclette installée dans un calorimètre une dépense en un jour de 9.314 calories. L'apport digestif ne pouvant dépasser 5.000 ou 6.000 calories au maximum, un tel sujet devait avoir entamé fortement ses réserves.

Je laisse au lecteur le soin de tirer les conséquences sociales de tous ces faits.

Les sources d'énergie. — Toute l'énergie dont le corps a besoin pour son entretien, le maintien de sa température, son travail, il la demande aux aliments. Les aliments constituent son unique ressource.

Nous avons vu, à propos de la détermination des besoins d'énergie comment on passe généralement de la mesure des bilans matériels au calcul de leur valeur énergétique. Il est inutile de rappeler ces faits.

Mais les valeurs admises dans ces expériences sont-elles rigoureuses? Peut-on, dans tous les cas, obtenir 4,1 calories d'un gramme d'hydrates de carbone, 9,4 d'un gramme de graisses, 4,4 d'un gramme de matières azotées? Peut-on substituer à volonté une catégorie d'aliments à une autre?

Au point de vue matière, nous avons déjà dit qu'il y a un minimum nécessaire de chacun d'eux. Les matières azotées doivent contenir une certaine quantité, probablement très faible, mais indéterminée, des divers acides aminés et des vitamines; il semble bien y avoir aussi un minimum de graisses et un autre d'hydrates de carbone indispensables au bon fonctionnement de l'organisme.

Mais ces besoins satisfaits, peut-on remplacer l'excédent de graisses par des hydrates de carbone ou des matières azotées? La partie de la ration destinée à fournir l'énergie peut-elle être composée de n'importe quel aliment organique, en tenant simplement compte de sa valeur calorifique? Peut-on pratiquer ces substitutions très largement?

On voit l'intérêt du problème, puisque les trois catégories d'aliments ont des valeurs économiques très différentes, que leur production est inégalement coûteuse, qu'en période de crise, certains peuvent diminuer ou manquer.

Rübner, nourrissant un animal en équilibre de poids avec une ration définie, a toujours obtenu 930 calories, qu'il donnât 100 grammes de graisse ou qu'il leur substituât 240 grammes d'albumine musculaire, 219 d'albumine d'œuf, 214 de caséine, 234 de sucre de canne,

256 de glucose, 228 d'amidon, 243 de lactose. Dans cette expérience, ces divers aliments se montrent donc iso-dynames.

En la répétant dans des conditions variées, on cons-tate que les graisses et les hydrates de carbone le sont toujours et qu'ils sont par conséquent interchangeables dans une large proportion.

Pour les matières azotées, l'isodynamie paraît plus limitée. Il semble que les albuminoïdes ne peuvent sup-pléer convenablement les hydrates de carbone et les graisses que pour la lutte contre le froid et non pour le travail musculaire. Si bien que l'augmentation de nour-riture carnée en remplacement de matières non azotées est utilisable aux températures basses, mais n'ajoute pas à la ration dans les pays chauds. Ceci concorderait avec l'observation banale que les Européens, sous les tropiques, ne peuvent consommer sans troubles de grandes quantités de viande.

Ce n'est pas tout.

Le besoin d'énergie est extrêmement variable selon la température extérieure et le travail effectué. Il peut varier de 1.500 calories par jour, dépense de base, à 5.000, 6.000 et plus dans le cas d'un fort travail mus-culaire.

A supposer que nous puissions tenir compte de toutes les causes de variation et évaluer exactement la dépense dans des conditions déterminées, pourrions-nous en déduire la quantité de nourriture à absorber pour y faire équilibre ?

Approximativement, la chose est facile.

Admettons qu'un homme consomme par jour 100 grammes d'albumine, 100 grammes de graisse et 500 grammes d'hydrates de carbone; sa recette énergétique serait :

$$4 \text{ C,4} \times 100 = 440 \text{ Calories.}$$
$$9 \text{ C,4} \times 100 = 940 \quad —$$
$$4 \text{ C,1} \times 500 = 2.050 \quad —$$
$$\text{Total. . . } 3.430 \text{ Calories.}$$

Inversement, connaissant la dépense, on pourrait composer une ration équivalente.

Dans la réalité, la chose est beaucoup plus complexe et l'on n'établit le bilan qu'avec une certaine marge d'incertitude.

D'abord, tous les aliments n'ont pas rigoureusement la même valeur calorifique, de même qu'ils n'ont pas la même composition chimique.

Déjà à la bombe calorimétrique, on trouve comme chaleur de combustion d'un gramme de ces diverses substances, séchées et exemptes de cendres :

Hydrates de carbone.		*Graisses.*		*Matières azotées.*	
Glucose . .	3,75	Graisse de bœuf	9,5	Albumine	5,71
Saccharose.	3,96	Saindoux. . . .	9,59	Vitelline .	5,84
Lactose . .	3,86	Beurre	9,27	Caséine .	5,70
Amidon . .	4,20	Huile ae noix .	9,49	Gluten. .	5,95
Dextrine. .	4,11	Huile d'olive . .	9,47	Gélatine .	5,27
Glycogène .	4,19	Huile de coco .	9,09	Créatine.	4,27

Ce n'est qu'en prenant des moyennes qu'on s'est arrêté aux chiffres que nous avons employés de 4,1,

9,4, 4,4 (ce dernier en déduisant la valeur calorifique de l'urée correspondant à l'albumine ingérée).

Ils varient d'ailleurs quelque peu suivant les auteurs. Berthelot et André ont admis 4,2, 9,4, 4,75; Rubner 4,1, 9,3, 4,1; Atwater 4,1, 8,75, 4,05.

Dans l'organisme, toutes les matières ingérées ne sont pas utilisées.

D'abord, l'assimilation ne porte que sur une partie des matériaux nutritifs existant dans les aliments. Le reste se retrouve dans les selles. Atwater a déterminé ce coefficient d'utilisation pour un grand nombre d'entre eux :

Albuminoïdes de :		Graisses de :	
Viande, poisson	97 p. 100	Viande, œufs .	95 p. 100
Œufs.	97 —	Végétaux . . .	90 —
Lait	97 —	Hydrates de carbone de :	
Céréales, fruits	85 —	Céréales. . . .	98 p. 100
Légumineuses .	78 —	Légumes . . .	95 —
		Fruits.	90 —

Dans une ration moyenne, ordinaire, on l'estime à 90 p. 100, ce qui conduit à compter la ration en calories brutes à 10 p. 100 de plus que celle en calories nettes.

Ce coefficient d'utilisation peut d'ailleurs varier pour chaque individu selon l'activité des ses sucs digestifs.

Ensuite, nous parlons toujours des matières azotées, des graisses et des hydrates de carbone, et non des aliments réels, tels que nous en disposons. Ceux-ci sont presque tous des complexes contenant en proportions variées chacune des trois sortes précédentes.. Pour connaître leur valeur, il faut donc en pratiquer l'analyse, séparer leurs constituants.

On ne sait pas encore le faire de la même façon que l'organisme, par une digestion.

Pour connaître les matières azotées, on se contente de doser l'azote, et comme dans les albuminoïdes, le poids d'azote est à celui de la matière totale comme 1 est à 6,25, on multiplie le nombre trouvé par ce coefficient. Mais toutes les substances azotées ne sont pas des albuminoïdes ; notamment les végétaux contiennent de notables quantités d'autres corps et il faudrait pour eux corriger le coefficient, le ramener à 6 pour le riz, le maïs, à 5,70 pour le blé et l'orge ; à 5,65 pour les végétaux frais. Dans les calculs de ration, on n'opère pas cette correction et l'on compte tout l'azote à 6,25.

Pour doser les matières grasses, on extrait toutes les substances solubles dans l'éther, mais on compte ainsi, non seulement les graisses neutres, mais encore les autres lipoïdes dont certains ne sont pas assimilés et les autres n'ont pas le pouvoir calorifique de 9 C, 4 qu'on leur attribue.

Pour les hydrates de carbone, les erreurs sont encore plus grandes.

Généralement, on se contente de considérer comme tels la différence entre le poids total de l'aliment et ceux de ses matières minérales de l'eau, des matières azotées (Azote $\times$ 6,25) et des graisses. Cependant, certains des corps évalués ainsi, et qui peuvent être fort abondants, tels que la cellulose, les pentosanes, sont inutilisables pour l'organisme. Parfois, il est vrai, on dose à part la fibre brute qu'on considérera comme équivalente à la cellulose, mais la méthode d'analyse chimique est toute différente du processus physiologique, aussi bien dans son action que dans ses résultats.

Ajoutons, pour être complet, que les aliments, sauf quelques huiles, ne sont pas anhydres, si bien qu'il faut encore tenir compte de l'eau qu'ils renferment pour passer de leur valeur alimentaire au poids que nous devons nous procurer.

Enfin, nous enlevons comme déchets une partie plus ou moins grande de toute la nourriture que nous achetons : os de la viande, arêtes et tête des poissons, coquilles des œufs, fanes, cosses et épluchures des légumes, noyaux des fruits, etc.

Les aliments tels qu'achetés forment donc une plus grande masse que celle ingérée ; celle-ci dépasse celle assimilable et cette dernière celle utilisée.

On peut juger après cela des multiples corrections qu'on doit apporter à l'estimation de nos besoins pour en déduire ce qu'il faut manger, plus encore ce qu'il faut acheter, ou inversement pour trouver les ressources d'énergie que nous procure ce qui entre dans notre cuisine ou ce qui arrive sur notre table.

COMPOSITION DES ALIMENTS

Pour savoir ce que nous devons manger, pour composer rationnellement nos repas, pour opérer en toute connaissance de cause les substitutions que nous suggèrent, en temps de paix les prix des denrées, que nous imposent, en temps de crise, leur pénurie ou leur absence, il faudrait connaître pour chaque aliment tel qu'on l'achète la proportion des déchets, des matières minérales, la teneur en eau, en hydrates de carbone, en matières grasses et azotées et, pour chacune des sortes de substances organiques, la quantité assimilable et utilisable, sa valeur énergétique exacte, les composés chimiques définis qu'elle contient.

Le travail d'analyse n'a pas encore été poussé aussi loin, mais pour tous nos aliments, on possède de très nombreuses données sur quelques-uns de ces chapitres. On connaît la grandeur des déchets, la teneur en eau et en cendres ; on a déterminé par l'analyse chimique, selon les conventions que nous avons rappelées et discutées la composition en matières organiques ; on a évalué ou calculé le pouvoir calorifique.

Tous les renseignements obtenus ont été groupés en tableaux, notamment en Allemagne par König, en Amérique par Atwater, en France par Alquier.

Nous reproduisons, d'après Atwater, les données suivantes :

100 GRAMMES DONNENT	DÉCHETS	EAU	ALBU-MINOÏDES	GRAISSES	HYDRATES DE CARBONE	SELS	CALORIES
I. — Aliments d'origine animale calculés tels qu'ils sont achetés							
Bœuf frais :							
Paleron, côtes	16,3	52,6	15,5	15,0	0	0,8	200
Flanchet (bavette).	10,2	54,0	17,0	19,0	0	0,7	243
Aloyau	13,3	52,5	16,1	17,5	0	0,9	275
Côtes couvertes.	20,8	43,8	13,9	21,2	0	0,7	250
Culotte	20,8	45,0	13,8	20,2	0	0,7	237
Rond et gîte à la noix. . .	7,2	60,7	19,0	12,8	0	0,7	240
Paleron et macreuse . . .	16,4	56,8	16,4	9,8	0	0,9	157
Poitrine, plat de côtes, milieu de poitrine. . . .	18,7	49,1	14,5	17,5	0	0,7	219
Quartier postérieur . . .	15,7	50,4	15,4	18,3	0	0,7	230
Quartier antérieur	18,7	40,2	14,3	17,5	0	0,7	220
Bœuf salé ou en conserve :							
Bœuf salé	8,4	49,2	14,3	23,8	0	4,6	274
Langue salée.	6,0	58,9	11,9	19,2	0	4,3	222
Bœuf séché, salé et fumé .	4,7	53,7	26,4	6,9	0	8,9	174
Bœuf bouilli en boîte . . .	0	51,8	25,5	22,5	0	4,0	310
Veau frais :							
Poitrine	21,3	52,0	15,4	11,0	0	0,8	164
Cul de veau	14,2	60,1	15,5	7,9	0	0,9	137
Quartier antérieur	24,5	54,2	15,1	6,0	0	0,7	117
Quartier postérieur. . . .	20,7	56,2	16,2	6,6	0	0,8	127
Mouton frais :							
Poitrine	9,9	39,0	13,8	36,9	0	0,6	390
Gigot	18,4	51,2	15,1	14,7	0	0,8	196
Côtelettes	16,0	42,0	13,5	28,3	0	0,7	312
Quartier antérieur	21,2	41,6	12,3	24,5	0	0,7	272
Quartier postérieur. . . .	17,2	45,4	13,8	23,2	0	0,7	266
Agneau :							
Poitrine	19,1	45,5	15,4	19,1	0	0,8	237
Gigot	17,4	52,9	15,9	13,6	0	0,9	189
Porc frais :							
Jambon	10,7	48,0	13,5	25,0	0	0,8	291
Côtelettes dans le filet . .	19,7	41,8	13,4	24,2	0	0,8	274
Epaule.	12,4	44,9	12,0	29,8	0	0,7	319
Viande sous les os de la longe	0	66,5	18,9	13,0	0	1,0	197
Porc salé ou fumé :							
Jambon fumé.	13,6	34,8	14,2	33,4	0	4,2	360
Epaule fumée	18,2	36,8	13,0	26,6	0	5,5	294
Lard salé (moyenne). . . .	0	7,9	1,9	86,2	0	3,9	783
Saucisse de porc	0	39,8	13,0	44,2	1,1	2,2	457
Volailles :							
Poulets grillés ou rôtis . .	41,6	43,7	12,8	1,4	0	0,7	67
Oie entière.	17,0	38,5	13,4	29,8	0	0,7	325

100 GRAMMES DONNENT	DÉCHETS	EAU	ALBU-MINOÏDES	GRAISSES	HYDRATES DE CARBONE	SELS	CALORIES
Dinde entière.	22,7	42,4	16,1	18,4	0	0,8	233
Canard	15,9	51,4	15,4	16,0	0	1,1	—
Pigeon.	13,6	55,2	19,7	9,5	0	1,8	—
Poissons :							
Morue (vidée et sans tête).	29,9	58,5	11,1	0,2	0	0,8	48
Maquereau entier.	44,7	40,4	10,2	4,2	0	0,7	81
Carpe entière.	37,1	48,4	12,9	0,7	0	0,9	—
Brochet entier	42,7	45,7	10,7	0,3	0	0,6	—
Saumon (vidé et décapité) .	23,8	51,2	14,6	9,5	0	0,9	—
Morue salée et séchée. . .	24,9	40,2	16,0	0,4	0	18,5	71
Harengs fumés et séchés. .	44,4	19,2	20,5	8,8	0	7,4	166
Chair de saumon en boîte.	0	63,5	21,8	12,1	0	2,6	201
Sardines en boîte.	5,0	53,6	23,7	12,1	0	5,3	209
Mollusques et Crustacés :							
Huîtres (chair)	0	88,3	6,0	1,3	3,3	1,1	49
Homards entiers	61,7	30,7	5,9	0,7	0,2	0,8	21
Œufs :							
Œufs de poule avec coquille	11,2	65,5	13,1	9,3	0	0,9	140
Lait et dérivés :							
Lait pur	0	87,0	3,3	4,0	5,0	0,7	68
Lait écrémé	0	90,5	3,4	0,3	5,1	0,7	36
Lait concentré sucré . . .	0	26,9	8,8	8,3	54,1	1,9	315
Crême.	0	74,0	2,5	18,5	4,5	0,5	190
Beurre.	0	11,0	1,0	85,0	0	3,0	751
Fromage à la crème. . . .	0	34,2	25,9	33,7	2,4	3,8	415

Il. — Produits d'origine végétale tels qu'ils sont achetés.

100 GRAMMES DONNENT	DÉCHETS	EAU	ALBU-MINOÏDES	GRAISSES	HYDRATES DE CARBONE	SELS	CALORIES
Farine de pur froment . .	0	11,4	13,8	1,9	71,9	1,0	363
Macaroni, vermicelle . . .	0	10,3	13,4	0,9	74,1	1,3	362
Farine de seigle.	0	12,9	6,8	0,9	78,7	0,7	357
Farine de sarrazin.	0	13,6	6,4	1,2	77,9	0,9	353
Farine de maïs.	0	12,5	9,2	1,9	75,4	1,0	360
Riz mondé.	0	12,3	8,0	0,3	79,0	0,4	357
Tapioca	0	11,4	0,4	0,1	88,0	0,1	363
Pain, Pâtisseries :							
Pain blanc.	0	35,3	9,2	1,3	53,1	1,1	264
Pain bis	0	43,6	5,4	1,8	47,1	2,1	229
Pain complet (avec tout le son)	0	38,4	9,7	0,9	49,7	1,3	249
Pain de seigle	0	35,7	9,0	0,6	53,2	1,5	257
Gâteaux	0	19,9	6,3	9,0	63,3	1,5	359
Biscuits secs	0	5,9	9,8	9,1	73,1	2,1	313
Matières sucrées :							
Sucre granulé	0	0	0	0	100	0	385
Mélasse	0	—	0	0	70	?	270
Miel.	0	—	0	0	81	?	313

100 GRAMMES DONNENT	DÉCHETS	EAU	ALBU-MINOÏDES	GRAISSES	HYDRATES DE CARBONE	SELS	CALORIES
Légumes :							
Haricots secs	0	12,6	22,5	0,8	59,6	3,5	335
Haricots écossés	0	68,5	7,1	1,7	22,0	1,7	119
Haricots verts	7,0	83,0	2,1	0,3	6,9	0,7	37
Choux verts	15,0	77,7	1,4	0,2	4,8	0,9	25
Céleri	20,0	75,6	0,9	0,1	2,6	0,8	14
Betteraves	20,0	70,0	1,3	0,1	7,7	0,9	35
Pois secs	0	9,5	24,6	1,0	62,0	2,9	345
Pois verts écossés	0	74,6	7,0	0,5	16,9	1,0	97
Epinards	0	92,3	2,1	0,3	3,2	2,1	20
Laitue	15,0	80,5	1,0	0,2	2,5	0,8	14
Concombre	15,0	81,1	0,7	0,2	2,6	0,4	14
Oignons	10,0	78,9	1,4	0,3	8,9	0,5	41
Tomates	50,0	44,2	0,7	0,2	4,5	0,4	22
Navets	30,0	62,7	0,9	0,1	5,7	0,6	26
Pommes de terre (brutes)	20,0	62,6	1,8	0,4	14,7	0 8	65
Champignons	0	88,1	3,5	0,4	6,8	1,2	40
Légumes conservés :							
Haricots en boîte	0	68,9	6,9	2,5	19,6	2,1	122
Pois verts en boîte	0	85,3	3 6	0,2	9,8	1,1	51
Fruits frais :							
Pommes	25,0	63,3	0,3	0,3	10,8	0,3	41
Raisins	25,0	58,0	1,0	1,2	14,4	0,4	65
Oranges	27,0	63,4	0,6	0,1	8,5	0,4	33
Melons	50,0	44,8	0,3	—	4,6	0,3	17
Poires	10,0	76,0	0,5	0,4	12,7	0 4	50
Fraises	5,0	85,9	0,9	0,6	7,0	0,6	33
Amandes dans leur coque	45,0	2,7	11,5	30,2	9,5	1,1	334
Noix	58,1	1,0	6,9	26,6	6,8	0,6	275
Chataignes fraiches	16,0	37,8	5,2	4,5	35,4	1,1	201
Noisettes	52,1	1,8	7,5	31,3	6,2	1,1	315
Bananes	35,0	48,9	0,8	0,4	14,3	0,6	57
Fruits secs :							
Pommes tapées	0	28,1	1,6	2,2	66,1	2,0	261
Abricots tapés	0	9,4	4,7	1,0	62.5	2,4	248
Figues sèches	0	18,8	4,3	0,3	74,2	2,4	282
Raisins secs	10,	13,4	2,3	3,0	68,5	3,1	383
Dattes	10,0	13,8	1,9	2,5	70,6	1,2	281
Divers :							
Chocolat	0	5,9	12,9	48,7	30,3	2,2	586
Café (infusion de 100 grammes sans sucre)	0	74,5	3,1	0	13,1	4,0	76
Pot-au-feu	0	84,5	4,6	4,3	5,5	1,1	80
Soupe maigre au tomates	0	90,0	1,8	1,1	5,6	1,5	40
Foie gras	0	41,3	13,6	38,2	4,3	2,6	—

L'étude détaillée de tableaux tels que ceux-ci est l'unique moyen que nous ayons actuellement de passer des données physiologiques examinées jusqu'ici aux réalités pratiques de l'alimentation et du ravitaillement qui occuperont le reste de ce livre.

On ne saurait donc trop insister sur leur importance.

Si nous devions nous occuper des questions d'économie domestique, nous pourrions de tous ces chiffres tirer d'utiles déductions.

Par exemple, les deux premières colonnes, celles des proportions de déchets et d'eau, montrent la très inégale teneur en matières utilisables d'aliments comparables, tels que les divers morceaux des principales viandes de boucherie.

La dernière colonne, celle des valeurs calorifiques, permet de juger de la puissance nutritive très variable des denrées que nous achetons; sous réserve de la teneur en matières azotées, elle fournit l'indice de la valeur réelle des aliments.

Quand on compare cette valeur réelle à la valeur vénale, aux prix d'achat sur le marché, on découvre qu'elles ne sont nullement équivalentes.

Aux prix de l'été de 1918, Marcel Labbé a calculé que 100 calories depain coûtaient 2 centimes, de sucre 4, de lait ou de saindoux 8, de beurre 12, de lard salé 16, de bière 20, de vin 32, de jambon 48, de haricots verts 56, de colin 150. On pouvait donc acquérir la même quantité d'énergie à des prix variant de 1 à 75 !

La comparaison des valeurs nutritives et des valeurs pécuniaires permet de classer les vivres, selon leur valeur réelle. Voici un exemple de ce classement, établi par Hemmerdinger en janvier 1918 :

Aliment.	Prix du kilo en francs.	Prix des 100 Calories en centimes.
Aliments très avantageux (moins de 4 centimes les 100 calories).		
Pain	0,45	1,77
Riz	0,80	2,31
Oignons secs	0,70	2,49
Poitrine de mouton frigorifié	1,20	3,28
Beurre de coco	2,80	3,42
Marrons	0,60	3,63
Sucre	1,45	3,65
Huile d'arachides	3,20	3,78
Aliments avantageux (de 4 à 7 centimes les 100 calories).		
Lentilles	1,40	4,13
Boudin	2,00	4,14
Figues sèches	1,20	4,34
Saindoux	3,80	4,50
Macaroni	1,60	4,57
Topinambours	0,30	4,70
Côtes de bœuf frigorifié	1,60	4,72
Pain d'épices	2,00	5,66
Haricots secs	1,90	5,70
Pommes de terre	0,40	5,71
Dattes	1,60	5,94
Pruneaux	1,60	6,23
Lait	0,45	6,73
Aliments chers (de 7 à 10 centimes les 100 calories).		
Choux-raves	0,25	7,14
Beurre	6,00	8,00
Bavette de bœuf frigorifié	1,40	8,09
Chocolat	4,00	8,23
Abricots secs	1,80	8,48
Pâté de foie de porc	4,80	8,84
Lard salé	4,50	9,26

Aliment.	*Prix du kilo en francs.*	*Prix des 100 calories en centimes.*
Aliments très chers (plus de 10 centimes les 100 calories).		
Côtes de mouton frigorifié . .	3,00	10,5
Miel	3,60	11,2
Pommes	0,60	11,7
Harengs frais.	0,90	11,7
Poireaux à 0 fr. 90 la botte . .	—	13
Bananes à 0 fr. 15 la pièce. .	—	16,3
Oie.	4,80	16,4
Gruyère	6,00	16,6
Vin.	0,90	16,7
Entrecôte de bœuf maigre . .	4,30	19,7
Filet de porc	5,00	25,6
Epinards.	0,70	26,1
Lapin	3,80	32,4
Œuf à 0 fr. 35 pièce.	—	37,1
Poulet	5,50	38,5

Il serait aisé de refaire ce tableau à n'importe quel instant, en tenant compte des cours des denrées au moment considéré. Celles-ci resteraient d'ailleurs toujours sensiblement classées dans le même ordre.

On peut également se servir de ces données pour se rendre compte de la valeur comparative des dépenses alimentaires d'un ménage. En voici un exemple se rapportant au mois de janvier 1917, emprunté à Lapicque. Il s'agit d'une famille aisée de 5 personnes, dont 2 hommes et 3 femmes, tous adultes.

Dans leur consommation de tous les jours, on retrouve :

		Francs.		Calories.
1.750 grammes de pain	coûtant 0,78	fournissant	4.400
2 litres de lait.	— 0,90	—	1.380
80 grammes de beurre	— 0,57	—	600
1.500 grammes de pommes de terre.	— 0,35	—	1.050
215 grammes de sucre	— 0,40	—	860
Soit une dépense de . .	3.00	pour	8.290

Ce régime de fond, à peu près invariable, fournit donc à chaque personne 1.654 calories pour 60 centimes.

Le reste de la nourriture variait chaque jour.

L'analyse d'une journée d'alimentation donna :

Petit déjeuner.

	Calories.	Francs.
Café au lait avec pain et beurre	2.296	1,25

Déjeuner.

Saucisson	600	0,65
Gigot de mouton au riz	2.085	3,15
Fromage, desserts variés	988	1,50
Pain	2.000	0,36
Total du déjeuner	5.673	5,66

Dîner.

Soupe aux pommes de terre et oseille .	680	0,38
Merlan au gratin	558	2,59
Epinards au sucre	1.043	1,50
Crème au chocolat et madeleines . . .	1.108	1,10
Pain	1.500	0,27
Total du dîner	4.889	5,84

Total de la journée : 12.858 calories pour 12 fr. 75.

La nourriture de chaque personne avait donc fourni 2.571 calories et coûté 2 fr. 55.

Des bilans de ce genre peuvent être établis par chacun

de nous. Ils détruiraient maints préjugés et seraient le plus parfait enseignement d'économie ménagère et domestique.

Ils réserveraient aussi mainte surprise. Dans le menu précédent, par exemple, ce n'est pas sans étonnement qu'on trouve pour les 4.400 calories de pain, seulement 78 centimes, pour les 8.290 de pain, de sucre, pommes de terre, etc., 3 francs et pour les 12.858 calories totales 12 fr. 75 ; qu'on voit le plat d'entremets du dîner plus nourrissant et beaucoup moins coûteux que celui de poisson.

On peut inversement se servir de la comparaison des prix marchands et de la valeur énergétique des aliments pour établir les rations les moins dispendieuses. Cette question intéresse particulièrement les collectivités : armées, prisons, hôpitaux, asiles, cantines d'usines ou d'écoles, etc. Elle permet de recommander certains menus particulièrement avantageux pour les individus disposant de peu de ressources.

En Angleterre, par exemple, Rowntree a montré avant la guerre, qu'avec 1 shilling, une famille d'ouvriers se procurait 5.500 calories et 179 grammes d'albuminoïdes, une famille d'employés 4.250 calories et 140 grammes d'albuminoïdes, une famille bourgeoise avec domestique 2.850 calories et 92 grammes d'albuminoïdes seulement.

L'intérêt social de toutes ces données n'a pas besoin d'être commenté. Il est même regrettable que, malgré les efforts de quelques-uns, elles n'aient pas plus pénétré dans la masse, qu'on ne les enseigne pas déjà dans les écoles, qu'on ne les pratique pas dans les familles, qu'elles ne soient pas encore entrées dans nos mœurs.

Utiles en temps de paix pour l'individu qu'elles enrichissent, pour le pays à qui elles peuvent éviter des importations onéreuses, elles deviennent en temps de guerre la base de toute la politique du ravitaillement.

C'est en les appliquant, en les propageant chez eux, que nos alliés d'Amérique ont pu sauver l'Europe en l'aidant à se nourrir.

Rappelez-vous cette campagne de presse, de tracts, de conférences admirablement organisée qui, pendant les derniers temps de guerre, rappelait sans cesse et partout :

« Économisez la nourriture, elle gagnera la guerre.

« Mangez moins de blé; réduisez votre consommation au minimum; mangez du maïs, de l'avoine, du riz, de l'orge, des pommes de terre et gardez le blé pour la France, patrie de Lafayette, et pour nos autres alliés.

« Mangez moins de viande; consommez du poisson, des poulets, des lapins au lieu de porc et de bœuf qui peuvent être mis en conserves et envoyés outre Océan; mangez des fèves, du fromage et des noix.

« Mangez moins de graisse; n'en gaspillez pas; vous en mangez et perdez deux fois et demie plus qu'il ne vous en faut.

« Mangez moins de sucre; en réduisant votre consommation de moitié, vous en aurez encore plus que les Français et les Anglais.

« Buvez du lait; mangez beaucoup de fruits et de

légumes ; tout ce qui est périssable doit remplacer ce qu'on peut transporter.

« Le monde entier réclame la nourriture dont il a besoin pour accomplir sa tâche; vous êtes la nation la plus riche en énergie alimentaire; montrez que vous savez utiliser pour le bonheur de l'humanité les richesses que Dieu et la nature ont placées en vos mains ».

En Angleterre et en France, c'est en calculant les substitutions possibles, en limitant les importations aux denrées les plus nécessaires et les moins coûteuses que les gouvernements ont réussi à éviter à leurs peuples les privations et la famine. Toute erreur, dans de telles conditions, se paie immédiatement et chèrement...

Nous ne voulons pas nous étendre ici plus longuement sur les multiples conséquences d'ordre pratique qui découlent des travaux de physiologie pure que nous avons essayé de résumer. On en retrouvera d'ailleurs à chacune des pages qui vont suivre.

Il ne nous reste plus, avant de quitter le domaine de cette science, qu'à examiner un seul problème, la ration alimentaire et ses variations chez les divers individus qui composent une nation.

LA RATION ALIMENTAIRE

Tant qu'on ne savait rien des besoins exacts de l'organisme, on n'évaluait la ration de chaque jour que par la pesée de ce qu'on absorbait, aliments et boissons. C'est ainsi que Sanctorius la fixa à 8 livres, Rye de

5 à 7 livres, Home à 4 livres 3 onces. Plus tard, on voulut la calculer en carbone, puis en azote. Aujourd'hui, on sait que la ration doit fournir tout à la fois les substances nécessaires à l'entretien du corps et l'énergie suffisante au travail et au maintien de la température.

D'où la nécessité de l'envisager à deux points de vue : matière et énergie.

Comme matériaux, l'homme doit trouver dans sa ration de chaque jour :

De l'eau, des sels.

Des matières inertes en quantité suffisante pour constituer un certain volume dans le tube digestif,

Des matières organiques : hydrates de carbone, graisses, matières azotées.

Nous savons qu'il est difficile de chiffrer ces divers besoins.

L'eau, dans nos pays, est toujours en suffisance.

Les sels sont dans les aliments en nombre et en quantités tels qu'on n'a pas à s'en préoccuper. Seul, le chlorure de sodium doit être ajouté en nature, ce qui est toujours aisé.

Les matières inertes exigent uniquement la présence dans la ration de tissus végétaux cellulosiques, tels qu'on en trouve dans les enveloppes des graines, les feuilles (légumes verts et salades), les fruits.

Sauf une petite quantité d'hydrates de carbone et de graisses indispensable, dont la grandeur est encore mal connue, le reste ne sert qu'à fournir de l'énergie et peut être demandé indifféremment aux uns ou aux autres. Tout au plus, peut-on accepter en pratique un minimum nécessaire de 75 grammes de matières grasses par jour. Les besoins en matières azotées sont très complexes et insuffisamment définis. A défaut de précision, on peut se limiter à une quantité de 75 à 100 grammes par jour, à condition que cet apport provienne d'aliments très variés et non entièrement stérilisés.

Comme énergie, l'homme demande :

A jeun et au lit : 1.500 à 1.600 calories ;

Au repos, à 15°, en s'alimentant : 2.400 à 2.500 calories ;

Suivant la température et le travail, une plus grande quantité pouvant atteindre au maximum de ce qu'il est capable de digérer, 5.000 à 6.000 calories.

Tous ces besoins s'appliquent à l'adulte seulement et varient considérablement avec la taille, le sexe, l'âge.

Faute de mieux, on se borne, pour l'établissement de la ration, à exiger qu'elle comprenne des aliments variés, un peu moins de 100 grammes d'albumines et de graisses et une quantité de calories que nous allons essayer de préciser.

Le minimum nécessaire d'albumine et de graisses étant aisément couvert dans l'alimentation libre et non uniforme, le seul besoin auquel on s'arrête généralement est celui d'énergie.

La dépense de base qu'on ne peut en aucun cas diminuer est celle de l'homme restant au lit, sans manger, à une température d'environ 33° sous ses couvertures ; elle varie peu autour de 1.600 calories par 24 heures. Si l'individu s'alimente, le travail de la digestion l'augmente de 200 calories. S'il se lève et reste au repos dans sa chambre, elle atteint 2.100. S'il marche un peu, elle arrive à 2.500, toujours pour un homme moyen de 65 à 70 kilos, vivant à une température modérée.

Si ce dernier chiffre peut servir de base, il ne peut être employé *à priori* comme moyenne dans un milieu où les individus sont de tailles différentes, où les saisons amènent de grandes différences de température, où l'on compte un grand nombre de travailleurs manuels, de femmes et d'enfants.

Pour établir cette moyenne, on peut employer des statistiques de consommation, comme l'ont fait, pour Paris, Richet et Armand Gautier. Le premier a ainsi trouvé pour la dépense moyenne des Parisiens 3.253 calories et le second 2.562.

On peut aussi noter la consommation d'un individu ou d'un groupe s'alimentant librement.

On a ainsi trouvé :

	Calories.	
Médecins, employés allemands	2631	Rübner.
Bourgeois anglais	2641	Förster.
Ouvrier allemand au repos	2859	Pettenkofer et Voit.
Travailleurs des villes américaines	2710	Atwater.
Familles de mécaniciens américains	3236	Atwater.
Equipes de rameurs américains	3803	—
Forgerons anglais	3846	Playfair.
Familles de laboureurs américains	3293	Atwater.
Laboureurs anglais	3876	Smith et Playfair.
Valets de ferme allemands	4518	Ranke.
Bûcherons allemands	4830	Liebig.
Ouvriers agricoles du canton de Vaud	4141	de Gasparin.
Campagnards belges	3570	Lonay.

	Calories.	
Laboureurs du nord de la France . . .	5655	de Gasparin.
Ouvriers du chemin de fer de Rouen .	4092	—
Ouvriers agricoles du sud de la France.	4450	Gautier.
Scieurs de bois d'Astrakan.	5105	Soudekow.
Charpentiers d'Astrakan	3998	—
Carriers, terrassiers de Cronstadt. . .	5429	Ivanov.
Mineurs de Tomsk	5591	Routovsky.
Charpentiers suédois	4590	Siven.
Charpentiers et carriers de Boston . .	7535	Atwater.

Ces chiffres, variables selon les auteurs et les modes
de détermination, montrent bien l'influence du travail
et du froid sur la dépense, mais ne peuvent guère servir
à une évaluation précise.

Récemment, Graham Lusk a donné pour différentes
catégories d'ouvriers travaillant tous 8 heures par jour,
des nombres plus homogènes.

Femmes.	*Calories.*	*Hommes.*	*Calories.*
Couturière.	1750	Tailleur	2500
Dactylographe	1900	Relieur.	2700
Piqueuse à la machine.	2200	Cordonnier.	2800
Relieuse.	2200	Métallurgiste. . . .	3200
Femme de chambre.	2400	Peintre en bâtiment.	3300
Blanchisseuse	2700	Menuisier.	3300
Femme de ménage.	3000	Agriculteur.	3500
Blanchisseuse (travail pénible).	3500	Maçon	4500
		Scieur de long . . .	5000

Pendant la guerre, le Food War Committee de la
Royal Society s'est arrêté, pour les questions de ravitaillement national aux nombres suivants :

1re classe. Hommes exécutant un travail pénible . 3.750 calories.
2e — Hommes exécutant un labeur ordinaire, femmes et enfants travaillant durement . . . . 3.250 —
3e — Enfants de 13 à 17 ans et jeunes filles travaillant durement. . . . . 3.000 —
4e — Hommes sédentaires, femmes exécutant un labeur ordinaire, filles de 9 à 17 ans, garçons de 9 à 12 ans . . . . 2.450 —

Moyenne par homme, 3.362 Calories, par tête de population, 2.544.

Ce besoin ne semble guère varier dans le temps, puisque Janselme a calculé que, dans l'ancienne Rome, le citoyen recevait 3.025 calories, l'esclave 3.200 à 4.000 selon son travail, et que les moines byzantins des XIe et XIIIe siècle fixaient leur ration entre 2.500 et 2.700.

Il ne semble pas varier non plus beaucoup dans l'espace, avec les races, puisque Lapicque a compté pour des Abyssins de 52 kilogrammes, 2.000 à 2.200 calories et Oshima au Japon 2.190 pour les artisans, 2.415 pour les étudiants, 2.360 pour les soldats.

On peut aussi tabler sur les rations déterminées par les règlements pour des collectivités.

Pendant cette guerre, par exemple, les distributions de vivres aux soldats ont été :

		Ration normale.	Ration forte de fatigue.
Armée française .	1914	2.954 calories.	3.345 calories.
	1916	3.098 —	3.438 —
	1918	3.481 —	3.793 —
Armée anglaise. .	1914	3.918 —	4.489 —
	1918	2.965 —	3.519 —
Armée portugaise.		3.225 —	3.779 —

		Ration normale.		*Ration forte de fatigue.*	
Armée belge . . .	1914	3.131	—	3.131	—
	1918	2.733	—	3.362	—
Armée italienne .		2.723	—	3.563	—
Armée américaine.		3.768	—	5.803	—
Armée allemande .	1914	2.045	—	3.847	—
	1918	2.252	—	4.092	—

La taille a certainement une influence en ce sens qu'elle conditionne à la fois la surface de rayonnement et la masse à mouvoir.

Ainsi, Lusk a trouvé comme dépense de base journalière :

1.450 à 1.510 Calories pour un homme de 1^m50
1.900 à 1.950 Calories pour un homme de 1^m80

Pour déterminer la surface du corps en fonction de la taille, on dispose de diverses formules approchées dont la plus employée aujourd'hui est celle de Dubois :

$$S = P0{,}425 \times H0{,}725 \times 71{,}84$$

S, étant la surface en mètres carrés, P, le poids en kilogrammes, H, la taille en centimètres.

L'application de cette formule donne comme dépense de base par mètre carré de surface :

Hommes de 20 à 50 ans. .   40   calories par heure.
Femmes de 20 à 50 — . .   37   —   —
Enfants de 12 à 13 — . .   50   —   —
Enfants de   15 — . .   44   —   —
Vieillards de   55 — . .   37   —   —

Dans la pratique, Starling s'est servi de ces faits pour

réclamer un supplément de ration à la Commission scientifique interalliée basé sur les différences suivantes :

	Taille.	Poids.	Surface.
Anglais	171,6	60,5	171,1
Français. . . .	165,0	?	?
Italiens	164,7	60,5	166,2

soit 3 p. 100 en plus pour l'Angleterre.

La température extérieure, et d'une manière plus générale, le climat doivent aussi entrer en ligne de compte. Nous avons déjà vu qu'en hiver, le besoin d'énergie est beaucoup plus grand qu'en été, sans qu'on sache évaluer exactement la perte due à un abaissement de 1° aux différentes températures ; celle-ci est très faible aux environs de 20° et va croissant à mesure que le froid augmente.

Le chauffage des lieux habités, le port de vêtements appropriés la corrigent, tandis que le séjour à l'air libre, la sécheresse de l'air, le vent l'augmentent.

Plus grandes sont les variations dues à l'âge. Elles tiennent à la fois aux différences de taille et de surface, à celles d'activité et d'énergie de croissance.

Flügge a calculé que la dépense d'énergie journalière augmente avec l'âge dans les proportions suivantes :

1 semaine . .	256 calories.	4 ans	1.276 calories.
5 mois. . . .	653 —	6 —	1.335 —
1 an.	829 —	10 —	2.192 —
18 mois . . .	941 —	14 —	1.956 —
2 ans	1.079 —	20 —	2.892 —

Graham Lusk admet que le nouveau-né a un besoin de 48 calories par kilo ; l'enfant de 6 mois à 1 an, 60 ;

de 6 à 16 ans, 50 ; ce qui correspond sensiblement aux données ci-dessus.

La femme, tant à cause de sa taille moins élevée que de sa plus faible activité musculaire, a généralement des besoins d'énergie moindres que ceux de l'homme. Même quand elle se livre à des travaux pénibles, elle n'atteint pas à une aussi grande dépense. On a évalué entre 80 et 85 p. 100 ses besoins par rapport à l'homme. Toutefois, quand elle nourrit son enfant, elle doit recevoir une alimentation plus abondante qu'on a estimé à 3.100 calories environ.

Les vieillards, en même temps qu'ils perdent leur force musculaire et leur activité, doivent restreindre leur alimentation. On a calculé que la ration quotidienne moyenne des hommes de plus de 65 ans devrait être de 2.200 calories, celle des femmes de 1.900 seulement.

La Commission scientifique interalliée du ravitaillement, quand elle a dû établir les bases du rationnement des différents pays alliés, a examiné toutes ces données et s'est arrêtée au chiffre moyen de 3.300 calories par homme ; elle a fixé les coefficients de correction pour l'âge et le sexe de la façon suivante :

Enfants de 0 à 6 ans	50 p. 100	soit	1.650 calories.
Enfants de 6 à 10 ans	70 —	—	2.310 —
Enfants de 10 à 14 ans . . . . . } Femmes de 14 ans et au-dessus . }	83 —	—	2.739 —
Hommes de 14 ans et au-dessus .	100 —	—	3.300 —

Elle n'a pas tenu compte des vieillards qui, dans les conditions de guerre, faisaient pour la plupart un travail à la limite de leurs moyens, en remplacement des adultes.

Nous possédons maintenant toutes les informations nécessaires pour étudier la question économique des besoins et des ressources d'un pays.

Nous dirons seulement quelques mots auparavant de l'alimentation insuffisante et des effets qu'elle peut avoir sur l'individu et la collectivité.

L'ALIMENTATION INSUFFISANTE

Nous avons déjà dit que l'organisme diffère d'une machine en ce qu'il possède un pouvoir remarquable d'auto-régulation.

S'il dispose de plus de nourriture qu'il a immédiatement besoin, il peut la mettre en réserve sous forme de glycogène dans le foie, et surtout sous forme de graisse, sous la peau, autour des viscères.

Il engraisse, son poids augmente, sa surface s'agrandit. Par voie de conséquence, ses dépenses augmentent puisque la masse à mouvoir et la surface de rayonnement deviennent de plus en plus considérables.

Inversement, si la nourriture est insuffisante, l'organisme consomme ses réserves; il maigrit, devient plus léger et plus mince. Il diminue ainsi ses besoins.

Ceci n'est vrai naturellement que dans certaines limites. Normalement, il est nécessaire que l'organisme dispose toujours d'une certaine quantité d'énergie de réserve pour faire face aux variations brusques des besoins ; si elle devient insuffisante, il voit diminuer sa puissance de travail, puis l'équilibre rompu, présente toute une série d'accidents de plus en plus graves.

Les Allemands ont beaucoup insisté pendant cette guerre sur l'économie de nourriture qu'on peut faire en maigrissant volontairement.

Déjà, auparavant, le Dʳ Fiske avait remarqué, aux Etats-Unis, que les individus de plus de trente ans, pesant 10 livres de moins que le poids normal, sont plus résistants et que la mortalité augmente proportionnellement avec l'excès de poids. Un homme de 1 m. 75, dit Lusk, pesant 75 kg, peut perdre jusqu'à 9 kg sans inconvénients et même pour son plus grand bien ; en outre, il économise ainsi de 10 à 20 p. 100 sur sa nourriture.

Les Alliés ont sagement fait pourtant de prendre comme base de leur rationnement des chiffres moyens et même un peu forts. Quand on passe du bilan d'un individu à celui d'une nation, il faut en effet compter avec divers aléas économiques : répartition inégale, gaspillage, avaries de nourriture, etc. Les données expérimentales étant approximatives, ils n'ont pas voulu courir le risque de provoquer par une réglementation trop stricte, une diminution d'activité au moment où l'effort de tous était de capitale importance. Enfin, et surtout, leur richesse leur permettait ces rations.

Il est vrai que, comme le disait Lusk à la Commission interalliée, en 1918, « chaque tonne de vivres que vous ne demanderez pas à l'Amérique, c'est une tonne de munitions, ou encore c'est cinq de ses meilleurs enfants qu'elle vous enverra de plus ».

L'autre parti ne pouvait faire de même. Dès 1915, il lui fallut se rationner bien plus strictement.

Aujourd'hui encore, il ne manque pas de contrées, pauvres en ressources, de ravitaillement difficile, où le peuple est loin de recevoir ce que les Alliés se sont accordé.

Peut-on vivre longtemps avec ces rations réduites? Y a-t-il un minimum précis d'alimentation au-dessous duquel la santé ne tarde pas à être compromise?

Bien entendu, l'inanition complète entraîne rapidement la mort.

Sur le radeau de la *Méduse*, 15 seulement des 150 malheureux qu'il portait vivaient encore quand on les recueillit le treizième jour; l'escorte de Flatters périt au dixième jour. Quant le jeûne est volontaire et pratiqué par des professionnels entraînés, il peut se prolonger 30 jours (Succi), 40 (Tanner), 59 même (Merlatti).

Dans ces conditions, les réserves graisseuses disparaissent, puis les muscles s'atrophient, le corps se refroidit, le poids diminue; après une période d'excitation survient une torpeur invincible; le sang devient plus fluide, les tissus s'imbibent et gonflent, l'œdème envahit enfin les organes essentiels et la mort survient. A ce moment, la température n'est plus que de 25 à 30°, la perte de poids atteint 40 p. 100, 50 même chez les individus gras, 20 p. 100 seulement chez les enfants. Ceux-ci périssent d'ailleurs plus vite que les adultes. Mais cette inanition totale est exceptionnelle et ne se rencontre jamais dans un pays tout entier. Même pendant les plus grandes disettes, les habitants trouvaient toujours quelque chose à manger.

Au laboratoire, Chittenden s'est très bien trouvé lui-même pendant 9 mois d'une ration journalière de 1.600 calories brutes; Neumann a continué sans difficultés ses recherches avec 1.700 calories. Pendant cette guerre, Benedict a expérimenté sur 12 étudiants de Springfield, habitués à recevoir 3.500 calories, les effets d'une ration réduite progressivement à 1.400, qui provoqua une perte de poids de 12 p. 100 en 3 semaines. Il put ensuite les maintenir en équilibre pendant 4 mois avec 1.950 calories, sans troubler en rien leur activité intellectuelle, ni leurs exercices sportifs.

Ces restrictions sévères indiquent que notre nourriture est normalement surabondante et qu'en cas de nécessité, on pourrait le diminuer sans danger. Mais aussi, il ne faut pas oublier qu'il y a entre les expériences de laboratoire et les conditions d'un peuple soumis aux restrictions plusieurs différences notables : dans le premier cas, les rations sont composées soigneusement au point de vue qualitatif et renferment les proportions optima d'albumines et de graisses; l'individu qui se soumet volontairement à une expérience ne subit pas l'effet déprimant de la peur de la famine, de la crainte des événements prochains, de l'angoisse d'une nation isolée.

On connaît de nombreux exemples des effets d'une alimentation insuffisante imposée par les circonstances.

Déjà, en 1870, pendant le siège de Paris, on avait compté 38,6 morts pour 1.000 habitants au lieu de 13.1

l'année précédente; pendant les 38 semaines qui durèrent du 19 septembre, date de l'investissement, jusqu'au 4 février, date d'arrivée des premiers secours de vivres, la statistique enregistra 4.821 morts par typhoïde, 1.042 par dysenterie, 2.923 par diarrhée, 5.623 par pneumonie, 6.982 par bronchite.

Pendant cette guerre, les exemples attristants abondent.

A Kut el Amara, l'armée anglaise encerclée le 4 décembe 1915, reçoit une ration normale jusqu'au 20 janvier; on la limite alors à 2.374 calories et on la maintient aux environs de 2.400 jusqu'au 10 avril, grâce à l'abatage des chevaux; il faut alors la réduire à 2.000 jusqu'au jour de la capitulation, le 29 du même mois. Or, malgré le climat chaud, on observe à la fin un rapide déclin de la santé et de la vigueur des troupes (rapport du Colonel Hehir), on compte de nombreux décès par affections digestives et pneumonies, les hommes souffrent de la faim.

En Belgique et en France envahies, la Commission de Ravitaillement réussit par son activité admirable à fournir à chacun 1.600 calories. Dans les campagnes où l'on peut y ajouter quelques produits des jardins et des champs, les souffrances sont supportables. Dans les villes qui ne produisent rien, la situation est plus grave. A Lille, d'après Lambling qui y était, les ouvriers qui dépensaient en temps de paix 3.200 calories, n'en reçoivent plus que 1.807 en 1917, 1.400 en 1918; ils ne trouvent à y ajouter qu'un appoint maximum de 200 calories. Les effets de cette disette nous sont connus par l'enquête de Calmette; mortalité de 41 pour 1.000 au lieu de 20, hécatombe tuberculeuse sévissant surtout sur les adolescents, ralentissement marqué de la croissance.

Les camps de prisonniers en Allemagne furent soumis à des régimes très variables. Si Benoit a pu suivre pendant plus de 450 jours l'équilibre de poids de 78 officiers russes ne recevant par jour que 1.704 calories brutes et 48 grammes d'albuminoïdes, équilibre dû peut-être à l'heureuse composition qualitative de leur ration, combien de nos prisonniers à leur retour en France, attestaient par des troubles variés, par un amaigrissement marqué, l'insuffisance de la nourriture qu'ils avaient reçue, sans compter ceux qui ne sont pas revenus !

Qu'il nous soit permis, à ce propos, de rappeler combien aurait été utile aux Comités de secours aux prisonniers la connaissance des principes physiologiques de l'alimentation. Guidés uniquement par leur bonne volonté, ils ont accompli des prodiges. Combien n'en auraient-ils pas fait d'autres s'ils avaient su la valeur exacte des colis qu'ils expédiaient, les besoins les plus urgents des soldats qu'ils secouraient, la composition et le coût des rations auxquelles ils contribuaient si généreusement.

Nulle part, on ne s'est autant préoccupé des questions d'alimentation insuffisante qu'en Allemagne pendant cette guerre.

En temps de paix, elle devait importer 28,8 p. 100 des albuminoïdes, 47,7 p. 100 des graisses et 8,6 p. 100 des hydrates de carbone qu'elle consommait, auxquels il faut encore ajouter 16,5 p. 100 de la consommation de fourrages de son bétail.

Au début, escomptant une victoire rapide, ne souffrant pas du blocus qui n'atteignait pas encore les pays neutres voisins, elle vécut sans politique alimentaire bien définie. Mais, dès 1915, la nécessité des restrictions lui apparut : ce furent alors, successivement, l'abatage des porcs, la réglementation du pain, des pommes de terre des graisses, de la viande, la production, la répartition, les distributions par les soins de l'Etat ; toute une série de mesures que nous n'avons été obligés de suivre que longtemps après et de très loin. Peu à peu, la situation s'aggrava jusqu'à aboutir à la catastrophe !

Dès mai 1916, la ration distribuée aux Berlinois n'était plus, d'après Gley, que de 1.615 calories ; elle baissait en décembre de la même année à 1.344, auxquelles ils pouvaient ajouter quelque 700 calories qu'on trouvait librement.

Pendant longtemps, cette situation ne fut qu'imparfaitement connue de l'Entente. En effet, le gouvernement de Berlin n'en disait que ce qu'il jugeait utile ; tour à tour, il affichait un optimisme exagéré pour maintenir la confiance intérieure, ou au contraire, pour justifier la guerre sous-marine à outrance, il dénonçait les crimes du blocus qui avait abrégé l'existence de près d'un million de personnes. La vérité, que nous connaissons maintenant, était entre les deux.

Une interview de M. Wurm, directeur de l'Office d'alimentation de l'Empire allemand, parue cette année dans la *Presse Médicale*, nous renseigne à ce sujet : « Nous étions privés de toute importation et, sans un rationnement rigoureux, nous n'eussions pu vivre. Or, les nécessités des transports militaires nous privèrent des chemins de fer. Cela rendit particulièrement difficile la répartition des vivres. Ajoutez que la température fut la plupart du temps contraire aux cultures; que le manque de main d'œuvre a fortement restreint la récolte des pommes de terre; que faute de travailleurs mâles, ce furent les femmes et les enfants qui assumèrent les soins des champs : que les bœufs de labour nous manquaient; que, depuis des années, les engrais nous font défaut; enfin que, des territoires conquis en Orient, nous n'avons tiré aucune ressource. Certes, les districts qui produisent plus qu'ils ne consomment ne manquèrent pas de grand'chose, mais le reste du pays ne put, en raison des difficultés de transport, profiter de leur production. Pour toutes ces raisons, les aliments qui étaient à notre disposition diminuèrent dans d'énormes proportions. On put craindre à plusieurs reprises que, quelques semaines plus tard, il ne se produisît dans les grandes villes et les centres industriels, un manque aigu de moyens d'existence entraînant une véritable famine. La mortalité dans la population civile a augmenté d'un quart.

La ration actuelle, en Allemagne, est de 200 grammes de farine par jour. Pour la viande, la ration est de 200 grammes (os compris) par semaine pour les grandes villes, de 150 pour les villes moyennes, de 100 pour les petites. Pour la graisse, la ration maxima distribuée fut de 62 gr. 5 par semaine, y compris beurre et margarine ; les villes moyennes virent cette ration réduite à 50 grammes, les petites à 40. Nous augmentons la ration de graisse des grandes villes parce que la vie y est plus fatigante et qu'il faut faire, par exemple, un chemin plus long pour se rendre au travail (1). OEufs : le maximum fut de 20 œufs par tête et par an. Lait : le plus que nous ayons donné pendant la guerre fut pour les enfants au-dessous d'un an 3/4 de litre, pour les malades 1/4. Pour 3.500.000 d'habitants, à Berlin, nous avons reçu, dans le meilleur moment de l'été 300.000 litres de lait par jour. Pommes de terre : maximum de 7 livres par semaine. Marmelade : maximum de 8 livres par an. Pour le café, nous avons un ersatz fait de racines de betterave qui a la couleur et le goût de la chicorée. Sucre : 1,5 livre par tête et par mois. La viande de porc n'est plus livrée à la consommation depuis 18 mois.

Les difficultés de répartition avaient limité la ration accordée aux habitants des villes de plus de 100.000 habitants à 1.100 calories au milieu de 1917 et à 1.350 en octobre 1918 ! »

Les effets d'un tel régime nous sont connus : diminution de rendement de 33 p. 100 des ouvriers de munitions, bien qu'ils aient été les travailleurs les mieux nourris ; ralentissement et même arrêt total de la croissance chez les écoliers ; épidémies de dysenterie ayant dans quelques cas élevé la mortalité jusqu'à 35 p. 100 ; œdème et hydropisie fréquents parmi les ouvriers et la population ; augmentation des cas de tuberculose ; élé-

---

(1) Rubner a signalé cette vérité, d'apparence paradoxale, que la queue interminable pour les distributions de graisse consommait plus de calories que la ration allouée n'en fournissait.

vation de 50 p. 100 des décès par cette maladie ; diminution des naissances qui deviennent inférieures aux décès ; etc.

Ce sont là les faits immédiatement visibles, mais combien de temps les privations des années de guerre influeront-elles sur la santé et l'activité du pays ?

On s'explique mieux, par ces quelques données, les raisons de la défaite de l'Allemagne. La nourriture a gagné la guerre !

Devant tous ces faits, le rationnement modéré établi par la Commission scientifique interalliée du Ravitaillement pour toutes les nations de l'Entente nous paraît avoir été plus sage que si l'on avait cherché à atteindre la limite extrême permise.

D'ailleurs, sans être aussi démonstratif, un exemple encore nous permettra d'en juger. Se basant sur les expériences de Chittenden, l'armée italienne, en février 1917, réduisit l'allocation de viande aux soldats de 2 kg. à 1 kg. 65 par semaine, en même temps qu'elle diminuait les distributions de pain, de biscuit et de macaroni ; la valeur énergétique de la ration se trouva ainsi ramenée de 3.435 à 3036 calories, quantité jugée insuffisante par les autres armées pour leurs combattants. Bientôt après, c'était la retraite jusqu'au Piave, et l'on se hâta de rétablir l'ancienne ration.

CHAPITRE II

LES DONNÉES STATISTIQUES DU RAVITAILLEMENT

———

Le problème du ravitaillement d'un pays présente à considérer les mêmes aspects que celui de l'alimentation d'un individu.

Puisque nous avons admis pour ce dernier, un besoin journalier de :

> 75 grammes d'albumines,
> 75 grammes de graisses,
> 2.500 calories,

il suffirait, en principe, de multiplier chacune de ces données par le chiffre de la population pour connaître les besoins du pays, chaque jour.

La France ayant tout près de 40 millions d'habitants, on trouve ainsi pour ses nécessités de ravitaillement par jour :

> Albumines : 75 × 40.000.000 = 3.000 tonnes.
> Graisses   : 75 × 40.000.000 = 3.000 tonnes.
> Calories   : 2.500 × 40.000.000 =   100 milliards.

Les récoltes ayant lieu une seule fois par an pour beaucoup de produits, il est nécessaire de passer des besoins journaliers aux besoins annuels, pour les comparer aux ressources. On trouve alors :

Albumines : 3.000 tonnes   × 365 jours = 1.095.000 tonnes.
Graisses   : 3.000 tonnes   × 365   — = 1.095.000 tonnes.
Calories   : 100 milliards × 365   — =   36.500 milliards.

ou en arrondissant : 1 million de tonnes d'albumines, 1 million de tonnes de graisses, 40 trillions de calories. Ce dernier chiffre étant beaucoup trop grand pour parler facilement à l'esprit, disons que le tas de charbon qui fournirait en brûlant la même quantité de chaleur pèserait 5 millions de tonnes.

Nous savons que l'alimentation doit être variée. Elle le sera forcément, du fait qu'aucune espèce de nourriture ne se trouve en quantité suffisante pour couvrir à elle seule un tel besoin.

Nous savons qu'elle doit tenir compte des habitudes alimentaires, qu'on ne peut changer brusquement. Nous pourrons nous renseigner sur celles-ci par l'examen des statistiques de consommation, pour les denrées qui en comportent de précises.

Les statistiques de production nous montreront les ressources disponibles dans le pays même. Comme elles ne concordent généralement pas avec les chiffres de consommation, nous aurons à considérer différents cas :

1º Ceux où la production suffit à tous les besoins,

2º Pour les excédents de production, ce qu'il convient de faire : développer la consommation intérieure ou exporter les excédents et s'en servir comme valeurs d'échange ;

3° Pour les insuffisances de production, s'il vaut mieux y remédier par l'achat des mêmes denrées dans les pays grands producteurs ou y suppléer par la substitution d'autres aliments.

La nécessité des échanges obligera à examiner, non seulement les questions de quantités, mais encore celles de poids, d'encombrement, de conservation, de longueurs des trajets, qui conditionnent les transports. Elle forcera à aborder les problèmes des cours, des changes, des frets, des assurances, etc., qui sont parmi les plus complexes de l'économie politique. Bien entendu, toutes ces questions ne se posent pas en paix comme en guerre.

Pendant la période de crise, l'Etat prend en mains tous les pouvoirs ; il agit directement sur la consommation et la production, il se réserve les moyens de transport, au besoin il fixe les cours.

Les mesures à longue échéance risquent alors d'être inefficaces ; il est obligé d'assurer, an par an, parfois même au jour le jour, le ravitaillement nécessaire. Il lui faut constamment agir vite et il le fait, au besoin en prenant certaines dépenses à sa charge.

Dans cette dernière guerre, il a distribué les semences et les engrais, réparti la main d'œuvre disponible, acheté les récoltes, taxé le blé, vendu la farine, rationné le pain, la viande, le sucre, interdit ou autorisé selon les circonstances les abatages d'animaux, décidé des importations, acheté lui-même à l'étranger, réquisitionné les navires, etc.

Vers la fin, il s'est dessaisi d'une partie de ses pouvoirs entre les mains d'un organisme international qui a réglementé le ravitaillement de la France sur les mêmes bases que celui de tous les alliés.

En temps de paix, de telles mesures ne sont plus nécessaires et doivent faire place à une plus grande liberté.

Mais cela ne revient pas à dire que l'Etat doit se désintéresser totalement des problèmes du ravitaillement, laisser faire et laisser aller sans contrôle. Il se doit de réfléchir aux variations de la production, aux fluctuations du marché, aux courants d'échanges qui se créent ; il doit prévoir leurs répercussions sur la vie, la santé, le bien-être de la nation qu'il administre. Moins pressé par la nécessité, il peut les méditer longuement et doit n'intervenir qu'à bon escient, avec sagesse. Les primes à la production, les facilités de transport, les douanes à l'entrée, les taxes à la sortie lui sont des moyens de conserver au pays des ressources suffisantes, de régler équitablement les intérêts divergents des producteurs et des consommateurs, d'équilibrer le marché dans l'intérêt supérieur de la nation qu'il ne doit jamais perdre de vue : intérêt du moment qui exige que tous puissent se procurer une nourriture suffisante, intérêt à moins courte vue qui prévoit les effets d'un déplacement des marchés, d'une récolte mondiale déficitaire, d'un arrêt des communications extérieures, d'une guerre qui nous isolerait.

Ce n'est pas en discourant sur toutes ces difficiles questions, pas plus qu'en leur appliquant quelques principes *a priori* qu'on peut espérer les résoudre utilement. Mieux vaut examiner toutes les données disponibles après les avoir réunies commodément.

C'est ce que nous allons essayer de faire maintenant, en nous servant des nombreuses statistiques existantes qui s'étendent, pour notre pays, sur une longue période de temps et couvrent aujourd'hui la terre presque entière.

Inutile, je crois, de prévenir le lecteur que les données statistiques ne fourniront pas une vérité absolue, de même que les données physiologiques ne nous ont pas conduits à une évaluation rigoureusement exacte et définitive. Il suffit que les unes comme les autres soient approchées pour nous indiquer un ordre de grandeur, donner une idée de la valeur des besoins et des ressources, permettre des jugements raisonnables.

LES BESOINS DE LA FRANCE

Nous savons comment on peut calculer les besoins de chaque jour d'un pays comme la France. M. Lapicque a proposé pour ceux-ci, exprimés en calories, l'heureuse dénomination de *jour de France*. Nous l'étendrons aux besoins matériels, d'albumines et de graisses notamment, et nous dirons que la consommation d'un jour de France doit être d'environ 100 milliards de calories, 3.000 tonnes d'albumines et 3.000 tonnes de graisses.

Nous pourrons de la même façon fixer l'an de France à un peu plus de 1 milliard de tonnes d'albumines et autant de graisses, à un peu moins de 40 trillions de calories.

Ceci n'est qu'une première approximation qui a l'avantage de fournir des nombres ronds, plus aisés à retenir.

Pendant cette guerre, les organismes interalliés du ravitaillement ont poussé plus loin la précision en tenant compte du chiffre exact de la population et du nombre d'hommes, de femmes et d'enfants qui la composent, puisque leurs besoins respectifs ne sont pas égaux et que leur proportion n'est pas la même dans les différents pays.

En France, on disposait pour cela des données du dernier recensement effectué en 1911, qui avait fourni comme chiffre de la population totale présente au 5 mars de cette année 39.192.133 habitants.

Plutôt que de multiplier le chiffre de la population totale par un nombre donné de calories exprimant les besoins de chaque habitant, 2.400 ou 2.500 par exemple, on sait que les autorités préférèrent établir les comptes en hommes moyens, l'homme moyen étant défini un adulte de 70 kilos environ, faisant un travail modéré pendant 8 heures par jour, vivant dans un climat modéré, et réclamant 3.300 calories. Les besoins des femmes n'étant évalués qu'à 83 p. 100 de ceux de cet homme, ceux des enfants à 50 p. 100 de 0 à 5 ans, à 70 p. 100 de 6 à 9, à 83 p. 100 de 10 à 13, il fallait calculer le nombre d'hommes moyens correspondant à la population totale.

Le recensement de 1911 donnait :

```
Enfants   de  0 à  5 ans. . . . .   4.126.210 habitants.
  —       de  6 à  9 — . . . . .   2.657.833    —
  —       de 10 à 13 — . . . . .   2.626.222    —
Femmes de 14 ans et au-dessus .   15.261.089    —
Hommes de 14 ans et au-dessus. .  14.520.779    —
              Total. . . .   39.192.133 habitants.
```

ce qui fournit pour l'équivalent de la population en hommes moyens :

```
4.126.210    × 0,5  =   2.063.105 hommes moyens.
2.657.833    × 0,7  =   1.860.483      —
2.626.222  ⎱
15.261.089 ⎰ × 0,83 =  14.846.468      —
14.520.779   × 1    =  14.520.779      —
       Total . . .      33.290.835 hommes moyens.
```

soit sensiblement les 85 centièmes.

Un calcul semblable effectué en Grande-Bretagne en 1916 avait donné 34.916.712 hommes moyens pour 45.273.631 habitants, soit 77 p. 100 seulement. En Italie, on trouva pour 37 millions d'habitants 31 millions d'hommes moyens, etc.

Cette conception de l'homme moyen paraît à première vue une complication inutile.

A la réflexion, elle a l'avantage de corriger les différences dues au sexe et à l'âge, et dans les répartitions interalliées, elle nous fut favorable, étant donnée notre faible natalité dont on jugera par le tableau suivant :

Pays.	Population totale en milliers.	Enfants de 0 à 19 ans par 1.000 habit.	Nombre de femmes pour 100 hommes.
France	39.192	339	103
Grande-Bretagne. .	45.221	401	106
Italie	34.671	433	104
Etats-Unis.	91.972	420	94

D'ailleurs, le jour de France, calculé d'après le nombre d'hommes moyens, a une valeur voisine de celle calculée sur la population totale; un peu plus forte seulement à cause de notre pénurie d'enfants.

$3.300 \times 33.290.835 = 109,8$ milliards de calories.

Pour les répartitions entre alliés, les Anglais ont proposé d'approcher encore plus de la justice en tenant compte également de la moyenne de la surface du corps dans chaque pays, calculée d'après la taille et le poids, et aussi des différences de climat. La surface du corps n'a pu être exactement calculée en l'absence de données précises sur le poids moyen de chaque nation; ces données sont encore insuffisantes pour tous les pays; pour la France, elles manquent totalement. L'influence du climat est assez complexe pour que les nombreuses données météorologiques que l'on possède n'aient pu recevoir de coefficients exacts. Nul doute, que lors d'une future mise en commun des ressources, il y aurait lieu d'apporter au chiffre des besoins de l'homme moyen les corrections relatives à ces facteurs.

La plus grosse variable, pendant cette guerre, a été due, en France comme partout, plus qu'ailleurs même, aux mouvements de la population.

' Dès septembre 1914, l'invasion des départements du

Nord et du Nord-Est troublait toutes les évaluations. Les 10 départements occupés par l'ennemi, en totalité ou en partie, comptaient plus de 6 millions d'habitants. Plus de 2 millions restèrent en territoire envahi, d'après les chiffres de la population secourue par la Commission de Secours. Des autres, une partie avait été mobilisée dès le début, une partie avait pu s'enfuir et se retrouva dans les 77 départements non occupés dont la population augmenta ainsi de 1.500.000. Notre population s'appauvrit encore, temporairement des soldats prisonniers, et définitivement des morts : 1.400.000 à la fin des hostilités.

Par contre, elle s'accrut des Français établis dans nos colonies ou émigrés à l'étranger qui revinrent, rappelés par la mobilisation ; des soldats coloniaux et indigènes débarqués en France ; des étrangers immigrés et notamment des ouvriers attirés dans nos usines par les hauts salaires. Il n'y a pas lieu de compter les armées alliées combattant sur notre territoire qui étaient ravitaillées par leurs pays d'origine, bien que les dépenses individuelles de nourriture de leurs soldats aient contribué souvent à raréfier nos disponibilités et à élever les prix.

Depuis l'armistice, la reprise de l'Alsace-Lorraine, nous a enrichi de ses 1.874.000 habitants, d'après le recensement allemand de 1910, ou tout au moins de la partie de cette population qui y reste fixée.

Le prochain recensement nous renseignera sur la situation exacte de la France après la guerre, qu'on ne peut encore préjuger. Peut-être, dans les prévisions pour un futur conflit, y aurait-il lieu de tenir compte, si les approvisionnements le permettaient, du travail plus intense demandé à tous les individus d'un pays pendant une période de crise, et notamment du nombre considérable de femmes employées à remplacer les hommes absents, qu'on a évalué dans l'industrie française à 600.000, soit plus de 40 p. 100 de la main-d'œuvre totale, et aussi des femmes enceintes et des nourrices qui ont été jusqu'ici oubliées.

LA CONSOMMATION DE LA FRANCE

L'évaluation des besoins d'un pays est relativement facile, puisqu'elle ne comporte que deux termes : le chiffre de la population, assez exactement connu, et le besoin physiologique par individu, approximativement déterminé.

L'évaluation de sa consommation est beaucoup plus incertaine. D'abord, elle ne comporte plus cette commune mesure, la calorie, si commode pour ramener à l'unité la multiplicité des choses ; puis toutes les denrées ne sont pas relevées dans les statistiques, on ne connaît que les principales ou celles sur lesquelles l'Etat exerce un contrôle ; enfin, les chiffres de consommation du temps de paix, les seuls sur lesquels nous puissions tabler, comprennent tout à la fois les quantités nécessaires aux hommes, celles qu'ils consomment en excès, celles qu'ils gaspillent et celles qu'ils donnent aux animaux domestiques avec lesquels ils partagent toujours une part de leur nourriture.

Dans ces conditions, on ne peut espérer tirer des statistiques de consommation une vue complète de l'alimentation d'un pays. Toutefois elles sont fort intéressantes en ce sens qu'elles montrent ses habitudes, son régime, celui qu'il s'est choisi en temps d'abondance normale et que d'ailleurs il ne consent à modifier que fort lentement.

Nous laisserons de côté la période de guerre, pour laquelle les statistiques sont encore fort incomplètes, et nous ne nous occuperons en détail que de la France, qui nous intéresse le plus directement, pour ne pas multiplier les données numériques.

Les statistiques officielles des divers Etats et celles de l'Institut international d'Agriculture de Rome permettraient aux lecteurs désireux d'étendre cette documentation, de comparer les consommations des différents pays et d'en tirer d'intéressantes conclusions sur leurs habitudes alimentaires.

Commençons par le froment qui représente actuellement à lui seul à peu près la moitié de toute notre nourriture.

Les statistiques françaises calculent sa consommation en hectolitres de blé, en comptant 70 kilos de farine pour un quintal de grain et évaluant le poids de l'hectolitre de grain à 75 kilos (1).

____

(1) 1 hectolitre de blé du poids de 75 kilos donne donc 52,5 kilos de farine. Si toute celle-ci était transformée en pain à 35 p. 100 d'humidité, un hectolitre de blé fournirait 70,876 kilos de pain.

Années.	Consommation totale en milliers d'hectol.	Population en milliers d'habitants.	Consommation en hectolitres par habitant.
1827	56.644	31.800	1,78
1832	81.399	32.730	2,48
1837	67.731	33.690	2,01
1842	71.018	34.450	2,06
1847	107.510	35.470	3,03
1852	83.974	35.950	2,34
1857	113.908	36.300	3,14
1862	105.018	37.520	2,80
1867	91.682	38.230	2,40
1872	122.305	36.140	3,38
1877	99.621	37.000	2,69
1882	139.741	37.730	3,70
1887	124.671	38.260	3,26
1892	135.218	38.360	3,53
1897	93.848	38.600	2,43
1902	119.215	39.055	3,06
1907	137.426	39.269	3,50
1912	127.706	39.623	3,22
1917	86.000	?	?

Les données antérieures au xix⁰ siècle sont trop incertaines pour qu'on puisse en tenir compte. Les prix, plus aisés à connaître, indiquent que le blé n'a pas toujours été la base de notre alimentation, qu'il en a même été jadis la partie la plus variable et parfois la plus coûteuse, comme l'est aujourd'hui la viande. Ils montrent aussi que sa consommation variait énormément avec les inégalités des récoltes locales, non compensées à cause de l'absence de moyens de transport; le complément, variable d'une année à l'autre, était alors fourni par les fèves, les lentilles, la viande, auxquelles s'ajoutèrent plus tard les pommes de terre.

Au xix⁰ siècle, la consommation est devenue plus

régulière grâce au développement de la navigation et des chemins de fer qui égalisent de mieux en mieux les ressources.

On voit par le tableau précédent que la consommation du blé est en progression continue, oscillant autour de 2 hectolitres par tête dans la première moitié du XIXe siècle, dépassant 3 au début du XXe. C'est que le pain présente à peu près seul l'avantage de se conserver et de se transporter aisément une fois cuit et de pouvoir être mangé directement sans préparation, sans cuisine.

La France est d'ailleurs un des plus gros mangeurs de pain du monde comme on en peut juger par le tableau suivant de l'Institut international d'Agriculture relatif à la dernière année d'avant-guerre, 1913-1914 :

Pays.	*Consommation annuelle par habitant, en kg. de blé.*
Canada	272,4
Australie	241,5
France	232,2
Belgique	210,0
Argentine	192,0
Italie	182,2
Grande-Bretagne	154,5
Suisse	148,4
Etats-Unis	147,2
Allemagne	91,3
Norvège	48,6
Inde	28,4
Japon	16,1

Bien entendu, ces chiffres ne peuvent être qu'approximatifs. La consommation des paysans est difficile à connaître, tant parce qu'ils disposent librement de leur production que parce qu'ils utilisent une partie du grain pour l'élevage de leurs porcs et de leurs volailles. D'autre part, on ne peut passer des chiffres de blé à ceux de farine et de pain sans réserves, à cause des variations des taux d'extraction. Les statistiques françaises admettent un rendement moyen de 70 p. 100 du blé en farine; nous savons qu'il était plus petit en temps de paix dans les villes et que par contre il fut élevé pendant la guerre jusqu'au delà de 85 p. 100; ceci explique en partie le faible chiffre de consommation totale indiqué par la statistique pour 1917.

Pour les consommations de pommes de terre et de sucre, les statistiques françaises donnent :

Années.	*Pommes de terre.*		*Sucre.*	
	Total en milliers de tonnes.	Par habitant en quintaux.	Total en milliers de tonnes.	Par habitant en kg.
1832	3.801	1,16	69	2,1
1842	7.083	2,06	112	3,3
1852	4.760	1,33	136	3,7
1862	8.774	2,34	244	6,5
1872	8.236	2,28	185	5,1
1882	9.044	2,40	408	10,8
1892	13.365	3,49	473	12,3
1902	11.022	2,83	458	11,8
1907	13.788	3,51	585	14,9
1912	14.963	3,69	666	16,8

Pour les pommes de terre, nous devons faire la même réserve que pour le blé : nul doute qu'une partie va aux porcs. Une autre va à des usages industriels.

Dans l'ensemble, les pommes de terre et le sucre montrent le même accroissement de la consommation par tête que le froment, accroissement particulièrement régulier et considérable pour le sucre.

Le régime fiscal des boissons permet de connaître assez exactement pour elles, comme pour le sucre, les variations de la consommation.

Voici les chiffres relatifs aux vins, bières et alcools :

Années.	Vins :		Bières :		Alcools :	
	totale en milliers d'hectol.	par habitant en litres.	totale en milliers d'hectol.	par habitant en litres.	totale en milliers d'hectol.	par habitant en litres.
1832	21.200	65	2.880	8,8	356	1,09
1842	33.000	96	4.593	13,3	552	1,61
1852	26.201	73	4.514	12,6	649	1,81
1862	35.337	94	7.081	18,9	858	2,30
1872	47.243	131	7.401	20,5	755	2,09
1882	35.805	95	8.693	23,0	1.420	3,85
1892	36.637	97	9.099	23,7	1.735	4,56
1902	42.279	108	10.451	26,8	1.259	3,26
1912	66.582	163	12.678	32,0	1.516	3,86

Les données relatives aux vins et aux bières sont calculées d'après la production, l'importation et l'exportation, et par conséquent plus fortes que les quantités imposées; pour les alcools, les chiffres sont ceux des quantités imposées; il y faudrait donc ajouter celles qui échappent à la taxation, la production des bouilleurs de crus entr'autres.

On voit que la consommation des boissons alcooliques a été croissante depuis un siècle, qu'elle a triplé pour le vin, presque quadruplé pour la bière. La consommation d'alcool s'est accrue dans les mêmes proportions. Ce n'est pas le lieu ici de déplorer cette progression. Le lecteur a, dans le tableau ci-dessus, une vision nette de l'évolution du pays à ce sujet dont il tirera sans peine les tristes conclusions qu'elle comporte.

Les statistiques françaises donnent encore les chiffres de consommation du thé, du café et du cacao; ils sont moins incertains que les précédents, aucune production n'existant en France même et toutes les quantités importées étant réservées à l'homme exclusivement.

Années.	*Thé :*		*Café :*		*Cacao :*	
	totale en tonnes.	par habitant en gr.	totale en tonnes.	par habitant en kg.	totale en tonnes.	par habitant en kg.
1832	159	5	10.436	0,31	521	0,01
1842	231	6	15.107	0,43	1.552	0,04
1852	211	6	21.556	0,60	2.536	0,07
1862	295	8	37.711	1,00	4.753	0,12
1872	206	6	16.678	0,46	3.306	0,09
1882	456	12	63.831	1,69	11.714	0,31
1892	645	17	71.849	1,87	14.540	0,37
1902	936	24	85.818	2,26	19.248	0,50
1912	1.282	32	111.221	2,80	26.872	0,67

Nous retrouvons là encore le même accroissement que précédemment : le Français de 1912 consommait 6 fois plus de thé, 9 fois plus de café, 40 fois plus de cacao que celui de 1832.

C'est tout ce que l'on trouve comme chiffres directs dans la statistique générale de la France.

On peut y ajouter les évaluations de l'Institut international d'Agriculture en ce qui concerne les céréales, lesquelles ne portent que sur ces dernières années :

Moyennes des années 1906-07 à 1915-16.	Consommation totale en milliers de tonnes.	Consommation par habitant en kg.
Froment	8.621	218,2
Seigle.	1.118	28,3
Orge	997	25,2
Maïs	993	25,1

Ces résultats, comme le fait observer l'Institut, ne sont que de lointaines approximations établies en retranchant de la production l'estimation de la quantité ensemencée et la différence entre l'exportation et l'importation, en négligeant les stocks pour lesquels il n'existe pas de stastitiques suffisantes. Ajoutons que le partage de ces céréales entre l'homme, les animaux et l'industrie nous est inconnu.

On pourrait évaluer de même la consommation de divers autres produits, le riz, par exemple. En l'absence de données officielles, nous ne l'essaierons pas, considérant le problème comme trop indéterminé.

Il n'existe pas non plus de renseignements précis sur la consommation de viande. On a seulement cherché à l'évaluer d'après la situation du troupeau. C'est ainsi que l'Office des renseignements agricoles du Ministère de l'Agriculture estime que chaque habitant en mangeait par an, 25 kilos en 1862, 41 kg. 300 en 1892, 57 kilos en 1909. La consommation totale de 1909 aurait été de 1.159.691 tonnes de bœuf et veau, 168.287 de mouton, 876.608 de porc. M. Lucas est arrivé pour 1911 au chiffre de 51 kilos de viande par tête et M. Martel à celui de 40 kg. 750 seulement.

Résumons toutes ces données et groupons-les en un seul tableau. Puisqu'elles n'ont pas de commune mesure, transformons en calories, en nous servant du tableau de la composition des aliments, les quantités qui représentent la consommation annuelle d'un habitant. Nous obtiendrons la statistique suivante :

**Consommation annuelle par habitant
de diverses denrées, en quantités (Q) et en milliers de Calories (C).**

UNITÉS	DENRÉES	ANNÉES							
		1832		1862		1892		1912	
		Q	C	Q	C	Q	C	Q	C
Hectol.	Froment	2.48	468.7	2.8	529.2	3 53	667.1	3.22	608.6
Quintal	Pommes de terre	1.16	75.4	2.34	15?.1	3.49	226.8	3.69	239.8
Kilogr.	Sucre.........	2.1	8.4	6.5	13.0	12.3	49.2	16.8	67.2
Litre	Vin (1)........	65	39.0	94	56.4	97	58.2	108	100.8
—	Bière (1)	8.8	2.2	18.9	4.7	23 7	5.9	32	8.0
—	Alcool (1).....	1.09	7.6	2.3	16.1	4 56	31.9	3.86	27 0
Gram.	Thé (2)	5	—	8	—	17	—	32	—
Kilogr.	Café (2).......	0.31	—	1	—	1.87	—	2.8	—
—	Cacao	0.01	—	0.12	—	0.37	—	0.67	—
—	Viande	?	?	25.9	51.8	41.3	82 6	51	102
			601,3		823,3		1.121,7		1.153,4
	Calories par jour		1.645		2.255		3.073		3.160

(1) Nous n'avons pas parlé de la valeur énergétique de l'alcool et des boissons fermentées. En fait, l'alcool fournit dans l'organisme 7 calories par gramme ingéré, le vin 600 calories par litre, la bière de 200 à 250.

(2) Le thé et le café n'ont guère de valeur calorifique; ce sont uniquement des excitants, ou comme on dit, des aliments nervins. Le cacao a la même action, mais en outre renferme des graisses, des albumines et des hydrates de carbone qui fournissent à l'organisme de 4 à 5 calories par gramme de cacao ingéré. Nous ne l'avons cependant pas fait entrer en ligne de compte, les quantités consommées étant très faibles.

Un tel tableau appelle quelques réflexions.

Tout d'abord, nous y voyons que la consommation de tous les aliments considérés a augmenté énormément en 80 ans; au total, elle a presque doublé, puisque d'une valeur de 1.645 calories par jour en 1832 (sans la viande il est vrai, qui ajouterait quelque 150 calories), elle est passée à 3.160 calories en 1912.

Les chiffres de 1892 et de 1912 dépassent de plus en plus les besoins que l'on estime à 2.500 calories environ par habitant. Et cependant ces statistiques ne comptent pas les céréales autres que le blé, les légumes frais et secs, les fruits, les huiles végétales, le lait, le beurre, les œufs, le poisson, la volaille et le gibier, etc.

Il faut donc admettre, ou que le pays gaspille une quantité énorme de nourriture, ou qu'il mange beaucoup plus que ses besoins, ou que ces données sont inexactes et négligent de faire la part que l'homme accorde sur ses aliments au bétail et à l'industrie. Nous reviendrons sur ce point tout à l'heure.

Une autre observation que ce tableau permet de faire est celle de l'importance relative des diverses denrées. Le blé s'y montre vraiment la base de l'alimentation puisqu'il en fournit en 1832 plus des deux tiers, en 1912 plus de la moitié. Toutefois, son importance relative diminue régulièrement à mesure qu'augmentent celles du vin et de la viande.

En 1912, le blé représente 52 p. 100, les pommes de terre 20 p. 100, le vin et la viande chacun 8 p. 100, le sucre près de 6 p. 100 de la consommation examinée ici.

On ne peut guère espérer plus des statistiques de consommation d'un pays que ce que nous venons d'en extraire, et elles resteront toujours aussi incertaines tant que les cultivateurs prélèveront leur nourriture sur

Jeur production, tant qu'ils chercheront avant tout à couvrir la plus grande part de leurs besoins sur leur propre terre.

Il existe des statistiques de consommation beaucoup plus précises; ce sont celles relatives aux populations des grands centres urbains, qui ne font ni culture ni élevage et qui reçoivent tout leur ravitaillement de l'extérieur.

Aucune n'offre de renseignements plus sûrs que la ville de Paris, encerclée dans ses fortifications, surveillée à toutes ses portes par l'octroi, ne renfermant aucun espace cultivable, entourée de faubourgs qui ne lui procurent à peu près rien.

L'Annuaire statistique de la Ville de Paris contient une énumération très complète des divers aliments qui entrent dans la ville, et plusieurs physiologistes s'en sont déjà servi pour établir la ration du Parisien.

En 1913, dernière année de régime normal et dernière année dont la statistique ait paru, on a relevé les données suivantes :

I. — *Population présente (recensement de 1911)* : *2.847.229 habitants.*

II. — *Quantités soumises aux droits d'octroi :*

Alcool pur et liqueurs. . .	130.371	hectolitres.
Alcool contenu dans les vermouths.	20.106	hectolitres.
Huiles d'olive.	906.477	kilogr.
Huiles d'autres espèces. . .	12.471.812	—
Huile animale des abattoirs.	69.736	—
Viande de boucherie. . . .	160.598	tonnes.

Viande de porc et charcu-terie.	39.906 tonnes
Truffes, volaille et gibier truffé	136 —
Viandes confites, poissons marinés	2.632 —
Volaille et gibier	30.616 —
Poissons.	4.382 —
Huîtres.	11.317 —
Beurres.	28.899 —
Fromages secs	9.874 —
OEufs (20 au kg.).	38.979 —
Sel.	23.518 —

III. — *Consommation des boissons exemptées des droits d'octroi :*

Vins.	5.896.101 hectolitres.
Cidres et poirés.	237.952 hectolitres.

IV. — *Arrivages par voie de fer et par eau* (1) :

Blé.	140.714 tonnes.
Farine.	287.258 —
Sucre	234.149 —
Pommes de terre	172.502 —
Lait.	378.932 —

V. — *Poids approximatif du pain fabriqué journellement à Paris :*

Dans 2.415 boulangeries.	821.830 kilogr.

Nous pourrions également examiner les données relatives aux abattoirs, au Marché aux Bestiaux, aux Halles, etc.

Tous les nombres ici reproduits se rapportent seulement à ce qui entre à Paris ; or, il est bien évident qu'une partie de la population de la banlieue pénètre chaque

(1) Une partie est réexpédiée, assez minime pour qu'on la néglige, sauf en ce qui concerne le sucre.

jour dans la capitale et que rien ne l'empêche de s'y approvisionner ; d'autre part, certaines denrées sont transformées par l'industrie, puis réexpédiées, tels le blé et la farine dont on fait des pâtes et des biscuits, l'alcool dont on prépare des liqueurs, la viande, les fruits, les légumes dont on fait des conserves, etc. Nous ne pouvons donc connaître sûrement le nombre des consommateurs et nous risquons d'attribuer aux Parisiens plus d'appétit qu'ils n'en ont réellement.

Les nombres ci-dessus donnent pour la consommation journalière moyenne d'un Parisien :

369	gr.	de farine dont une partie sous forme de 288 gr. de pain.
165	—	de pommes de terre.
192	—	de viande.
29,3	—	de volailles et de gibier.
687	—	de poissons frais et de conserve.
29	—	d'œufs.
9	—	de fromages secs.
40,7	—	de beurre, huile, graisse.
0 l. 364		de lait.
22 gr.		de sel.
0 l. 566		de vin.
0 l. 023		de cidre.
12 cc		d'eau-de-vie.

tous nombres voisins de ceux relevés par Armand Gautier, de 1880 à 1899.

L'alimentation de Paris ne peut cependant servir de base pour le calcul de celle de la France tout entière, le régime des citadins différant trop de celui des paysans.

Ainsi, pour les quatres principales denrées, on trouve :

Consommation annuelle du :	Français.	Parisien.
Blé.	232 kilos.	193 kilos.
Pommes de terre.	309 —	60 —
Viande	50 —	70 —
Vin.	168 litres.	207 litres.

Si l'habitant des villes mange moins de pain et surtout de pommes de terre que le paysan, en partie parce qu'il ne possède pas d'animaux auxquels donner du blé et des tubercules, par contre il consomme plus de vin et surtout de viande, relativement plus coûteux.

On pourrait se livrer sur les statistiques de la Ville de Paris aux mêmes réflexions que sur celles de la France. Nous ne les répèterons pas ici. Nous signalerons seulement que la consommation par tête et par jour des denrées que nous avons examinées, exprimée en calories, se rapproche beaucoup du chiffre de 2.500 déterminé par les physiologistes. Comme il n'apparaît pas que les causes de gaspillage soient moindres dans les villes que dans les campagnes, nous en conclurons que la cause de l'excès de consommation sur les besoins réels doit être surtout cherchée dans l'alimentation des animaux par des nourritures humaines.

Pendant cette guerre, Lapicque a bien mis ce fait en évidence.

Au moyen des diverses statistiques de 1915, année déficitaire, il a pu établir le tableau suivant des ressources du pays, calculées en jours de France :

Aliments végétaux :

Froment (bluté à 15 p. 100) . .	168 jours.
Autres céréales	54 —
Pommes de terre.	60 —
Légumes secs.	8 —
Légumes divers, fruits, bette-	
raves à sucre	24 —
Total.	314 jours.

Aliments animaux :

Lait	42 jours.
Viande	40 —
Œufs, poisson, volaille. . . .	6 —
Total.	88 jours.

soit 402 jours de vivres existant sur le territoire.

La même année, nous avons importé en outre 94 jours de céréales, 4 jours de viande, 16 jours de sucre, soit encore 114 jours de vivres, sans compter d'autres denrées moins importantes.

Ainsi, au milieu des difficultés, des rationnements, des privations de la guerre, la France a consommé en un an au moins 516 jours de vivres.

Cet énorme excédent représente en grande partie la part attribuée au troupeau. Nous aurons à examiner plus tard l'économie de cette question.

LA PRODUCTION DE LA FRANCE

Au lieu d'envisager la consommation qui, nous l'avons vu, ne fournit, sauf pour les villes, que des données très incertaines, on peut étudier la production, généralement mieux connue. En retranchant les quantités nécessaires aux semences de la récolte suivante et les quantités exportées, en ajoutant les quantités importées au commerce spécial (1), on obtient une autre évaluation de la consommation du pays, assez satisfaisante.

Toutefois, elle ne fait pas plus que la statistique directe le départ de ce qui va à l'homme et de ce qui va aux animaux.

Les données de la production ont un autre intérêt. La superficie de la France n'ayant guère varié depuis un siècle (2), tandis que la population a augmenté d'un tiers, les récoltes ont dû augmenter en proportion ou être suppléées par des importations croissantes. Comme elles se répartissent sur un grand nombre de produits, il est intéressant de suivre les variations de chacun d'eux. Si la superficie métropolitaine n'a pas changé, par contre notre domaine colonial s'est considérablement étendu et ses productions peuvent s'ajouter à celles de la France d'autant mieux que les transports deviennent de plus en plus faciles et nombreux.

Le temps n'est plus où le prix du blé variait au même instant du double ou plus entre deux régions de la France parce que le transport d'une province à l'autre coûtait parfois autant que le grain.

Aujourd'hui, le globe possède un certain nombre de régions extraordinairement fertiles pour telle denrée

(1) Le commerce spécial à l'importation ne comprend que les produits mis en consommation dans le pays, tandis que le commerce général s'applique à toutes les importations, quel que soit le sort ultérieur des produits.

(2) Annexion en 1860 de la Savoie et du Comté de Nice ; perte en 1871 de l'Alsace-Lorraine ; retour de celle-ci à la France en 1918.

déterminée ; les rendements auxquels elles atteignent leur permettent de si bas prix qu'elles tendent de plus en plus à concurrencer les productions des autres pays moins favorisés, malgré les droits de douane et les autres entraves à l'importation. Chaque région tend ainsi à se spécialiser dans un système particulier de culture, à le pousser à la plus grande perfection, à lui faire rendre le maximum par l'emploi de semences sélectionnées, d'engrais appropriés, de procédés mécaniques et industriels et à atteindre le prix le plus bas qui lui permettra d'exporter, de fournir les pays moins favorisés, de gagner de l'or.

La France, pays de petites propriétés, ne suit que de très loin cette évolution dont nous aurons plus loin à examiner les effets.

Les statistiques d'un siècle nous montreront en France la marche de cette progression.

Commençons par le froment, puisqu'il représente plus de la moitié de l'alimentation française.

La statistique agricole fournit les renseignements suivants :

Années.	*Surface cultivée en milliers d'hectares.*	*Production en millions d'hectolitres.*	*Rendement à l'hectare.*	*Production par habitant.*
1817	4.672	48,0	10,27	1,6
1822	4.798	50,9	10,60	1,6
1827	4.903	56,8	11,58	1,8
1832	5.160	80,1	15,52	2,4
1837	5.408	67,9	12,56	2,0
1842	5.576	71,3	12,79	2,1
1847	5.979	97,6	16,32	2,7
1852	6.090	86,1	14,13	2,4

Années.	Surface cultivée en milliers d'hectares.	Production en millions d'hectolitres.	Rendement à l'hectare.	Production par habitant.
1857	6.594	110,4	16,75	3,0
1862	6.881	99,3	14,43	2,6
1867	6.960	83,0	11,92	2,2
1872	6.938	120,8	17,41	3,3
1877	6.976	100,1	14,35	2,7
1882	6.908	122,2	17,68	3,2
1887	6.907	112,5	16,14	2,9
1892	6.987	109,5	15,67	2,8
1897	6.584	86,9	13,19	2,2
1902	6.564	115,5	17,60	2,8
1907	6.577	132,9	20,20	3,4
1912	6.572	118,5	18,03	3,0

On y voit que :

La surface ensemencée, après avoir crû régulièrement jusque vers 1870, est depuis restée stationnaire ou même en légère diminution. Ceci tient à ce que toutes les terres appropriées à la culture du blé sont utilisées et même peut-être un peu au delà. La baisse des surfaces ensemencées correspondrait alors à un recul de la culture du blé dû à ce que les paysans, assurés d'avoir aisément d'autre part la farine et le pain, se soucieraient moins de produire le blé eux-mêmes et chercheraient les cultures les mieux adaptées et les plus rémunératrices.

Les récoltes, variables chaque année, selon les conditions climatériques, ont progressé en même temps que les surfaces ensemencées et sont aujourd'hui à peu près stationnaires.

Le rendement à l'hectare est en légère croissance continue.

La production par tête d'habitant, c'est-à-dire la quantité de blé disponible pour chacun dans le pays même, est devenue stationnaire.

Elle est généralement un peu inférieure à la consommation, laquelle suit d'ailleurs assez fidèlement ses variations.

Pendant la guerre, les statistiques successives ont fourni les données suivantes :

Années.	*Surface cultivée en milliers d'hectares.*	*Production en millions d'hectolitres.*	*Rendement à l'hectare.*
1914	6.000	102,5	16,9
1915	5.489	80,8	14,7
1916	5.030	74,3	14,7
1917	4.191	48,8	11,6
1918	4.391	84,8	19,3

On y constate une diminution marquée de la surface cultivée par manque de main d'œuvre et une diminution du rendement par manque d'engrais et de soins culturaux. L'année 1917 marqua le maximum de la crise; ce fut aussi le moment où les importations furent les plus difficiles par suite de l'intensité de la guerre sous-marine. Les deux faits ne sont certes pas sans rapports.

Nous allons assister maintenant à un retour vers la normale, à mesure que les terres ravagées seront remises en état, que les engrais redeviendront abondants, que la main d'œuvre sera rendue à la terre. Nos ressources s'accroîtront de celles de l'Alsace-Lorraine dont la récolte de froment fut en 1916 de 2.400.000 hectolitres et en 1917 de 2.200.000.

La comparaison avec les pays étrangers est fournie

par les données suivantes de l'*Annuaire international de statistique agricole*, relatives à la moyenne des années 1907-1916.

Pays.	Superficie cultivée en milliers d'hectares.	Rapport à la superficie totale (p. 100).	Production totale en milliers de quintaux.	Rendement à l'hectare en quint.
Allemagne. . . .	1.919	3,5	39.753	20,7
Autriche.	1.142	3,8	15.537	13,7
Hongrie	3.618	11,1	42.391	11,7
Belgique.	159	5,4	4.003	25,1
Bulgarie.	1.132	9,9	10.713	9,2
Danemark.. . . .	49	1,3	1.502	30,6
France.	6.487	12,2	87.389	13,4
Iles-Britanniques.	771	2,9	16.459	21,4
Italie	4.860	16,9	48.069	9,9
Pays-Bas.	56	1,7	1.418	24,8
Roumanie	1.875	14,4	20.462	10,9
Russie d'Europe..	23.638	4,6	167.784	7,1
Suède	104	0,02	2.187	20,9
Suisse.	43	1,0	941	21,6
Canada	4.058	0,4	54.422	13,0
Etats-Unis	20.033	2,6	188.373	9,9
Inde.	11.727	4,7	90.114	13,6
Russie d'Asie. . .	3.998	0,2	25.690	6,6
Algérie..	1.382	2,7	9.065	6,6
Egypte.	541	0,6	9.496	17,2
Argentine	6.371	2,1	40.848	6,4
Australie.. . . .	3.331	0,4	24.939	7,4

Selon que l'on groupe ces divers pays d'après la portion de leur territoire ensemencée en blé, ou d'après leur production totale, ou d'après le rendement par hectare, on obtient trois classements tout différents.

D'après l'importance relative des terres consacrées à la culture du blé, viennent en tête: l'Italie, la Roumanie, la France, la Hongrie; d'après la production, les Etats-Unis, la Russie d'Europe, l'Inde, la France; d'après le rendement, le Danemark, la Belgique, les Pays-Bas, la Suisse, la Suède,

On répète souvent que la France ne fait pas l'effort nécessaire pour intensifier sa production; on cite le cas du Danemark passant entre 1880 et 1912 d'un rendement de 15,7 quintaux par hectare à 29,6, le double à peu près, la Belgique passant dans le même temps de 15,3 à 25,7, l'Allemagne de 11,8 à 20,3, tandis que la France restait presque stationnaire, augmentant seulement de 11 à 13,5. Mais il faut remarquer que les pays à fort rendement ne sont pas ceux qui consacrent une grande surface à la culture des céréales ni qui sont les grands producteurs. Nul doute que la France pourrait augmenter sensiblement sa production en sélectionnant les grains, en usant plus largement des engrais, en soignant mieux ses cultures. Mais il ne faut pas non plus oublier qu'extension et rendement sont souvent en opposition et qu'il faut alors choisir entre les deux.

La France consacre une large part de son territoire à la culture du blé; dans ses terres très morcelées, chaque paysan tient à en produire et le fait trop souvent dans de médiocres conditions.

Il est certain que la France, qui ne couvre pas tout à fait ses besoins, peut aisément les dépasser et devenir exportatrice. La question est de savoir s'il faut encourager l'extension de la culture du blé ou au contraire limiter celle-ci aux seules terres susceptibles d'un fort rendement en leur appliquant les méthodes les plus perfectionnées. Il est possible que la pénurie de main d'œuvre métropolitaine et la concurrence croissante des producteurs étrangers astreignent à accepter cette dernière solution, bien qu'on l'ait peu préconisée jusqu'ici.

Nous nous étendrons beaucoup moins sur les autres céréales, qui ne jouent par rapport au blé qu'un rôle secondaire dans l'alimentation humaine et dont une part indéterminée, mais notable, va aux animaux et à l'industrie.

Si, en temps de guerre, nous avons dû les introduire dans le pain pour compenser le déficit de froment, en temps de paix elles n'y entreront plus guère.

Nous ne donnerons donc ici que les chiffres de production moyenne en France pour les années 1907-1916, d'après la statistique de l'Institut international d'Agriculture :

Céréales.	*Surface cultivée en milliers d'hectares.*	*Production en milliers de quintaux.*	*Rendement à l'hectare en quintaux.*
Seigle.	1.191	12.610	10,5
Orge	742	10.150	13,7
Maïs	473	5.859	12,3

De ces productions, il faut déduire les quantités nécessaires aux ensemencements de l'année suivante. On les estime à :

Céréales.	*Quantité en litres par hectare.*	*Poids à l'hectolitre.*	*Quantité totale en 1912 en mille quint.*
Froment . . .	200	75 kg	9.813
Seigle	175	71,6	1.470
Orge.	180	62,4	851
Maïs	30	70,2	99

Pour la production de pommes de terres, la Statistique de la France donne :

Années.	Superficie cultivée en milliers d'hect.	Production en millions de quint.	Rendement à l'hectare en quint.
1822	568	31,4	55,3
1832	668	38,0	56,9
1842	967	70,9	73,3
1852	888	48,2	54,3
1862	1.065	89,1	83,7
1872	1.151	83,8	72,8
1882	1.345	92,0	66,8
1892	1.512	135,4	89,5
1902	1.458	111,9	76,7
1912	1.561	150,2	96,0

On y voit que la superficie cultivée est en croissance constante, qu'elle a sensiblement triplé en un siècle; dans le même temps, la production a plus que triplé, le rendement par hectare n'a **pas** doublé.

La guerre a réduit les surfaces cultivées et encore plus les récoltes, comme le montre le tableau suivant :

Années.	Superficie cultivée en hectares.	Production en quintaux.
1915	1.345	93,9
1916	1.280	87,8
1917	1.370	104,1
1918	1.467	62,1

La comparaison avec les pays à grand rendement nous amènerait aux mêmes réflexions que pour le blé. Le Danemark est passé entre 1880 et 1912 d'un rendement par hectare de 86 quintaux à 157,2 ; la Belgique de 122 à 216; l'Allemagne de 70 à 132. La France n'a pas suivi une pareille progression.

Le vin qui représente 8 p. 100 de la consommation, totale du pays en calories donne à la production les chiffres suivants :

Années.	Superficie cultivée en milliers d'hect.	Production en millions d'hectolitres.	Rendement à l'hectare en hectolitres.
1852	2.159	28,6	13,2
1862	2.235	37,1	16,6
1872	2.429	50,2	21,0
1882	2.180	30,9	14,0
1892	1.793	29,1	16,1
1902	1.588	39,9	26,6
1912	1.551	59,4	38,0

La diminution progressive de la surface cultivée en vignes, qu'on observe à partir de 1880, tient, on le sait, à l'invasion du phylloxera. Après une période de crise, la production est aujourd'hui revenue aux chiffres d'autrefois et le rendement à l'hectare a augmenté notablement.

Pendant la guerre, la surface consacrée aux vignes n'a guère varié, mais la production a augmenté :

Années.	Superficie en hectares.	Production en quintaux.
1915	1.523	20,4
1916	1.509	36,0
1917	1.516	38,2
1918	1.536	42,2

Seule des autres pays, l'Italie consacre un territoire plus grand à la culture de la vigne : 4.284.000 hectares et cependant sa production n'atteint pas tout à fait celle de la France : 43.679.000 hectolitres.

Ajoutons à ces données celles relatives aux autres boissons.

On sait que la bière est faite d'orge et de houblon. Nous connaissons déjà la production d'orge, dont une partie va à la brasserie.

En 1914, la culture du houblon occupait en France 2.722 hectares qui donnaient 31.908 quintaux de têtes de houblon. 1.287 brasseurs, travaillant tant les produits français que ceux importés, en tiraient 9 millions d'hectolitres de bière. L'année précédente, 3.129 brasseurs avaient produit 12,8 millions d'hectolitres. La fabrication de la bière est passée de 3 millions d'hectolitres vers 1830 aux chiffres actuels par une augmentation régulière d'année en année. Pendant la guerre, elle a été réduite, l'orge qu'elle emploie ayant dû suppléer le froment dans le pain.

En 1914, la récolte de pommes et de poires à cidre a fourni 24,2 millions de quintaux de fruits. Il en a été tiré 17,1 millions d'hectolitres de cidre. La récolte précédente en avait produit 30 millions. La production est extrêmement variable d'une année à l'autre. Dans l'ensemble, on observe cependant une augmentation de la fabrication des cidres et poirés au cours des cent dernières années.

En ce qui concerne l'alcool, la statistique de 1913 indique 16.908 distillateurs ayant produit 2.953.908 hectolitres, dont :

429.000 hectolitres tirés de farines.
606.000   —   —   de mélasses indigènes,
559.000   —   —   de jus de betteraves.
 98.000   —   —   de vins.
 11.000   —   —   de cidres et poirés.
 25.000   —   —   de marcs et de lies.
724.249 hectolitres furent dénaturés.

La production de l'alcool a plus que triplé depuis 50 ans.

Pendant la guerre, la fabrication de l'alcool a pris une grande extension, ses usages industriels étant considérables, notamment dans la fabrication des poudres. Il est ainsi entré en conflit avec le ravitaillement alimentaire du pays.

On en jugera aisément par la comparaison des chiffres de production des huit premiers mois (octobre-mai) des deux dernières campagnes :

Hectolitres d'alcool provenant de la distillation des :	*1917-18.*	*1918-19.*
Vins.	57.702	92.234
Cidres et poirés.	98.434	10.140
Marcs, lies et fruits.	112.577	108.060
Substances farineuses. . . .	113.114	59.647
Betteraves	512.414	218.869
Mélasses.	87.323	50.575
Autres substances.	599	98
Total de la production . .	982.163	539.713

La viande a dans notre alimentation la même importance que le vin, mais elle ne se prête pas à des statistiques aussi exactes. En effet, si les abattoirs des centres urbains enregistrent le nombre des bêtes qu'ils reçoive

les tueries particulières et celles des villages, encore
nombreuses en France, ne tiennent aucune comptabilité
utilisable. Les seules données disponibles sont les relevés
périodiques de l'effectif des animaux de ferme que publie
le Ministère de l'Agriculture. De ces chiffres, il faut
tirer, par des évaluations indirectes et approximatives,
les renseignements sur la production et la consommation de la viande, du lait et de ses produits dérivés.

Nous laisserons de côté les chevaux qui n'entrent pas
sensiblement dans l'alimentation et servent presque
exclusivement pour le travail.

Les bovins, qui fournissent plus de la moitié de la
viande consommée, ont atteint leur nombre actuel de la
manière suivante :

Années.	Nombre de têtes en milliers.	Élèves de moins d'un an, en milliers.
1852	11.971	1.817
1862	12.812	1.856
1882	12.997	2.140
1887	13.395	2.347
1892	13.709	2.314
1897	13.486	2.344
1902	14.929	1.784
1907	13.950	1.879
1912	14.706	1.989

Sauf quelques petits à coups, dûs principalement à des
années de sécheresse ou à des épizooties, la progression
est régulière et représente un enrichissement de 26 p. 100
sur le chiffre de 11.761.538 bovins, noté en 1840, première année de statistique.

Si l'on considérait la viande et non le troupeau, l'augmentation apparaîtrait plus considérable encore, par suite de l'accroissement individuel de poids obtenu par des sélections de races et des méthodes plus perfectionnées d'engraissement.

Les porcins sont passés de 4,9 millions de têtes en 1840 à 6,9, en 1912, soit une augmentation de 40 p. 100. Les caprins sont restés stationnaires un peu au-dessous de 1,5 million. Les ovins seuls ont diminué, en France comme partout ailleurs, à mesure que les cultures se développaient et que les pacages se réduisaient; on en comptait en 1840, 32 millions, en 1912, 16 millions seulement, soit une réduction du troupeau de 50 p. 100.

Au 31 décembre 1913, date du dernier relevé de période normale, le troupeau de la France comptait :

Bovins.	Taureaux	284.190	
	Bœufs	1.843.160	
	Vaches	7.794.270	14.787.710
	Elèves de plus d'un an	2.853.650	
	Elèves de moins d'un an	2.012.440	
Ovins..	Béliers de plus d'un an	293.640	
	Moutons de plus d'un an	2.580.810	16.131.390
	Brebis de plus d'un an	9.288.460	
	Agneaux de moins d'un an	3.968.480	
Porcins	Verrats	38.560	
	Truies	906.790	7.035.850
	Porcs de plus de 6 mois	2.800.760	
	Porcs de moins de 6 mois	3.289.740	
Caprins			1.434.960

La guerre a naturellement troublé cette situation. La consommation de viande des troupes a certainement été plus grande que celle des mêmes hommes en temps de paix; elle a, il est vrai, été en partie couverte par les importations de viandes frigorifiées et conservées.

D'autre part, la pénurie de fourrage, la diminution de la part accordée aux animaux sur les récoltes de céréales, de pommes de terre, la rareté des résidus industriels alimentaires ont obligé à sacrifier une partie des têtes et n'ont pas permis pour les autres un engraissement normal.

Un recensement effectué au 30 juin 1918 a donné les résultats suivants, exprimés en milliers de têtes :

	Taureaux jeunes élèves	587	801	
	— en service	188		
	— réformés à l'engrais	26		
	Bœufs de travail	1.133	1.303	
	— de boucherie	170		
Bovins	Vaches pleines ou à lait	5.325	6.653	13.315
	— de travail	1.168		
	— réformées à l'engrais	160		
	Génisses d'élevage	3.735	3.962	
	Chatrons à l'engrais	227		
	Veaux de boucherie		596	
	Béliers	199		
	Femelles pour la reproduction	5.245		
Ovins	Jeunes pour l'élevage	2.620		9.496
	Brebis et moutons à l'engrais	885		
	Jeunes à l'engrais	547		
	Verrats	26		
	Truies pour la reproduction	609		
Porcins	Jeunes pour l'élevage	1.921		4.021
	Porcs de lait			
	— à l'engrais	1.465		

Bien qu'il soit assez difficile de comparer ce tableau au précédent par suite des nouvelles rubriques qu'on y a introduites, on voit que la guerre a diminué le troupeau bovin de 10 p. 100, ovin de 41 p. 100, porcin de 43 p. 100.

Pour les bovins, la diminution est variable selon les catégories d'animaux; elle est de 1/4 pour les taureaux, 2/7 pour les bœufs, 1/7 pour les vaches, tandis que le nombre des élèves a augmenté.

La réduction de poids du troupeau doit donc être plus considérable que celle du nombre des têtes.

Pour juger de la situation d'après-guerre, il faut attendre de connaître ce que les départements envahis pourront récupérer de l'Allemagne et ce que l'Alsace-Lorraine nous apportera.

Le troupeau n'est pas élevé exclusivement en vue de la production de viande de boucherie; une partie est employée à fournir du travail aux champs, une autre à donner du lait.

On ne peut donc passer simplement d'un recensement de l'effectif des animaux de ferme à l'évaluation de la viande produite. On peut s'y essayer cependant en tenant compte de la durée moyenne de vie des animaux, des variations de nombre de chaque espèce, du poids moyen de chaque individu, et aussi des statistiques des abattoirs municipaux.

Sur ces données, deux évaluations ont été faites par MM. Lucas et Martel, des animaux livrés à la boucherie en 1911.

Nous les donnons comparativement ici :

CATÉGORIE	ÉVALUATION DE M. LUCAS			ÉVALUATION DE M. MARTEL		
	ANIMAUX TUÉS	Poids moyen de viande par animal.	POIDS TOTAL EN TONNES	ANIMAUX TUÉS	Poids moyen de viande par animal.	POIDS TOTAL EN KILOS
Veaux. . .	3.000.000	97	291.000	3.000.000	80	240.000
Bœufs. . .	750.000	418	313.500	700.000	350	245.000
Taureaux .	90.000	472	37.580	100.000	400	40.000
Vaches.. .	1.060.000	368	390.080	1.100.000	275	302.500
Agneaux. .	4.300.000	20	86.000	3.200.000	14	44.800
Moutons. .	1.870.000	26	48.620	2.000.000	20	40.000
Brebis. . .	2.200.000	26	57.200	2.200.000	20	44.000
Béliers . .	150.000	26	3.900	150.000	20	3.000
Porcs. . .	7.200.000	114	820.000	7.200.000	90	648.000
	Total. . .		2.047.880	Total. . .		1.603.300

L'écart de plus de 20 p. 100 entre ces deux estimations faites par des hommes particulièrement compétents et disposant de toutes les informations, montre combien elles sont aléatoires et difficiles.

L'Annuaire de Statistique internationale fournit à propos du bétail d'autres données intéressantes. Notamment il calcule le nombre de têtes de bétail par millier d'habitants et par millier d'hectares de la surface productive du pays. Voici ces chiffres pour la France :

	Nombre d'animaux :	
	par 1.000 habit.	par 1.000 hect.
Bovins.	355	296
Ovins	445	323
Porcins	178	141
Caprins	36	29

En outre, il évalue la production annuelle d'aliments

concentrés pour le bétail qui aurait été en 1913 en France
de :

Son de froment.	23.177	milliers de quintaux.
Son de seigle	417	—
Résidus de riz { balles	94	—
{ brisures	47	—
Cossettes de betteraves	3.015	—
Mélasses	1.206	—
Résidus { Touraillons	158	—
de brasserie { Drèches séchées	949	—
Tourteaux de lin	1.654	—
— de gr. de coton	144	—
— d'arachides	1.647	—
— de sésame	137	—
— de coprah	449	—
— de palmiste	16	—
— de colza et de navette	7	—

A cela, il faut ajouter les cultures spécialement destinées au bétail. La statistique agricole de la France les estime ainsi en 1913 :

Cultures.	Superficie en milliers d'hectares.	Production en milliers de quint.	Rendement à l'hectare en quint.
Betteraves fourragères	723	252.201	348
Rutabagas et navets	185	34.561	186
Choux fourragers	251	82.749	328
Prairies artificielles : { Trèfle	1.173	48.725	41
{ Luzerne	1.172	58.174	49
{ Sainfoin	768	29.532	38
Prairies temporaires	227	11.640	51
Fourrages verts annuels	777	156.227	200
Prés naturels	4.938	186.974	38
Herbages	1.490	57.864	38
Pâturages et pacages	3.702	40.906	11
Total	15.370		

Nous servant de toutes ces données, nous pouvons indiquer quelques points de vue auxquels il serait intéressant d'examiner la production de viande.

Tout d'abord, on pourrait chercher le rendement en viande des terres consacrées à l'élevage et juger ainsi l'avantage ou la perte que représente la production de viande par rapport à celle d'autres aliments. La surface couverte par les prés, pâturages et cultures fourragères étant en France de 15.376.000 hectares, on obtient un rendement de 133 ou 104 kilos de viande par hectare, selon qu'on calcule d'après les données de Lucas ou celles de Martel.

D'autre part, on peut remarquer que la population des animaux de ferme (sans les chevaux) égale celle des hommes. Or, le problème de l'alimentation est le même pour eux que pour nous. Il faut envisager leur ravitaillement comme le nôtre.

Une partie du sol leur est consacrée qui pourrait tout aussi bien servir directement à la nourriture de l'homme. Bien plus, si les chevaux ont leur céréale propre, l'avoine, si les moutons et les chèvres trouvent dans leur pâture à peu près ce qu'il leur faut pour vivre, il n'en est pas de même des bovins et des porcs. Pour que leur production soit lucrative, pour que leur engraissement soit rapide, il faut leur procurer des aliments concentrés. La liste que nous en avons donnée montre que beaucoup ne sont pas utilisables par l'homme, mais pour quelques-uns, la concurrence existe, inaperçue en temps normal.

Quant les échanges internationaux sont faciles, quand la production est abondante, les prix règlent le partage.

L'homme cède volontiers au troupeau une part de ses champs; il lui accorde les petites céréales; il préfère manger son pain blanc et séparer les remoulages et petits sons, riches encore en farine; il renonce aux pommes de terre les plus petites ou de qualité inférieure; il consent à ne pas extraire toute l'huile des graines que traite son industrie; il abandonne au veau une partie du lait de sa mère.

Mais que la famine menace, et l'homme alors entre en conflit avec le bétail. Il fait plus strictement le bilan de ce que lui prennent les animaux et de ce qu'ils lui donnent en échange. Bilan d'ailleurs difficile à établir, étant donnée la multiplicité des services que nous recevons de ceux-ci.

Pendant cette guerre, en France, Lapicque, parlant en physiologiste, a montré le gaspillage de nourriture que peut causer l'élevage du bétail dans les conditions du temps de paix. Un veau, pour s'accroître de 1 kilog qui ne nous donnera que 630 grammes de viande nette, consomme 12 litres de lait; il prend donc 8.400 calories pour en fournir 750; rendement : 9 p. 100. Un porc, nourri de pommes de terre et de petit lait, nous rend au mieux 25 p. 100. Un poulet nourri de grains ne rapporte en nourriture que 6 p. 100. La solution est donc, selon Lapicque, d'exploiter le cheptel sans préjugés, en lui refusant toute nourriture utilisable pour l'homme. A cela, Moussu, parlant en agronome, a répondu qu'il faut distinguer le bétail fin gras, les veaux blancs, la volaille fine, pour lesquels les conclusions de Lapicque sont valables, des animaux ordinaires de boucherie qu'on nourrit soit au pâturage, soit de déchets impropres à l'alimentation de l'homme. Pour ces derniers, une réduction de nombre ne ferait qu'aggraver la situation alimentaire, les bovins étant indispensables pour les labours et autres travaux des champs et pouvant seuls transformer en nourriture humaine les résidus industriels, les sous-produits de laiterie, les prairies, etc.

La discussion est restée académique et n'a pas abouti à des mesures pratiques réfléchies. Les réglementations administratives, nombreuses et variables, n'ont fait que suivre les réclamations successives des producteurs et des consommateurs et n'ont cherché qu'à pallier à leurs doléances, mais sans principe directeur bien défini.

Le problème était trop complexe et la solution ne pouvait en être improvisée, en l'absence de données précises sur les ressources alimentaires de toutes sortes accordées au bétail. Mais il méritera d'être examiné de nouveau à loisir, après qu'on aura réuni toute la documentation nécessaire, quand on pourra établir pour les animaux un inventaire aussi complet que celui qui apparaît ici pour l'homme.

Le conflit de l'homme et du bétail a été général dans tous les pays européens. En Allemagne, il fut assez aigu pour amener le sacrifice d'un grand nombre de porcs dès la deuxième année de guerre, sacrifice qu'on considéra après coup comme excessif.

Revenant aux conditions du temps de paix, il ne nous reste plus qu'à comparer le troupeau français à ceux des autres pays grands producteurs de viande; il s'en dégagera toujours la même conclusion que celle relative aux cultures : les pays à grand troupeau ne sont pas les mêmes que ceux à grand rendement :

Les divers pays se classent ainsi :

Au point de vue du Nombre : *en millions de têtes :*		Au point de vue du Rendement : *têtes par 1.000 hectares :*	
Bovins (buffles compris) :			
Indes	100	Afrique du Sud	4.014
Etats-Unis	71	Cuba	1.123
Russie	36	Indes	782
Brésil	30	Belgique	715
Argentine	29	Pays-Bas	714
Allemagne	20	Irlande	698
France	14	Danemark	623
		Suisse	523
Ovins :			
Australie	87	Afrique du Sud	24.730
Argentine	67	Serbie	1.511
Etats-Unis	54	Australie	1.427
Russie d'Europe	46	Grande-Bretagne	1.294
Russie d'Asie	32	Bulgarie	1.125
Iles Britanniques	30	Nouvelle-Zélande	1.069
Uruguay	26	Chili	744
Turquie d'Europe	24	Uruguay	691
Inde	24	Roumanie	528
Nouvelle-Zélande	20	Italie	524
Porcins :			
Etats-Unis	56	Formose	1.653
Brésil	18	Afrique du Sud	749
Allemagne	22	Belgique	546
Russie d'Europe	11	Danemark	540
France	6	Pays-Bas	460
Canada	3	Luxembourg	378

Sauf pour les moutons qui ne peuvent vivre en grand nombre dans les pays très cultivés, nous retrouvons en tête des pays à production intensive de viande la Belgique, les Pays-Bas, le Danemark qui occupaient déjà la même place pour les principales cultures.

A la question de production de viande, se rattache directement celle du lait. Malheureusement, il n'existe pas de statistiques régulières de cette production et l'on ne peut que la déduire approximativement du nombre des vaches laitières, en comptant sur un maximum journalière par vache de 10 litres de lait pendant 300 jours par an.

Une enquête effectuée en 1902 par le Ministère de l'Agriculture a fourni les résultats suivants plus précis : il existait alors 670.000 vaches flamandes donnant en 8 mois de lactation 30 hectolitres de lait ; les vaches bleues de Mons donnaient 32 hectolitres en 10 mois ; les normandes, au nombre de 1.600.000, donnaient de 24 à 30 hectolitres ; les bretonnes, au nombre de 550.000, 12 à 24 hectolitres. La production totale était évaluée à 77.241.944 hectolitres de lait pour 8.317.924 vaches, soit 9 hl, 29 par vache. En outre, la même année, 500.000 brebis avaient fourni 300.000 hectolitres ; la quantité de lait de chèvre était inconnue.

Le chiffre de 9 hectolitres par vache laitière est très faible si on le compare aux rendements obtenus en Suisse (29), en Danemark (26), en Allemagne (23) ; c'est un des plus bas qu'on rencontre en Europe.

Une partie de ce lait est donnée aux veaux, une autre

va directement à la consommation humaine, sous forme de lait frais ou concentré, une autre encore est transformée en beurre ou en fromages, mais aucune donnée ne permet de faire le partage entre ces diverses destinations.

A ces nourritures d'origine animale, on pourrait ajouter les produits de la chasse et de la pêche.

Il n'existe aucune donnée sur l'importance de la première ni sur la pêche en eau douce. Seules, les pêches maritimes sont l'objet chaque année d'une statistique officielle.

On y voit que, en 1913, la grande pêche a fourni 474.000 quintaux de morue, la pêche hauturière 539.000 et la pêche côtière 1.096.000 quintaux de poissons divers, en tout un peu plus de 2 millions de quintaux, dont la capture a occupé 160.000 pêcheurs.

Le sucre, qui représentait avant la guerre 6 p. 100 de la nourriture totale, est produit, on le sait, à partir de la canne à sucre ou de la betterave.

Le sucre de canne arrive tout fabriqué en France où l'on n'a plus qu'à le raffiner.

Le sucre de betterave est produit en France même presque entièrement à partir des betteraves récoltées dans le pays.

Les dernières récoltes d'avant guerre, par suite des soins apportés aux cultures, donnaient des rendements qui atteignaient 13 kilos de sucre pour 100 kilos de betteraves. A ce moment, en 1912, la superficie cultivée en betteraves à sucre atteignait 255.000 hectares et la récolte 72 millions de quintaux, soit une production de 245 quintaux de betteraves et de 32 de sucre à l'hectare. Les fabriques françaises en traitèrent 66,7 millions de quintaux dont elles purent extraire 8,7 millions de quintaux de sucre.

La guerre, en fixant les champs de bataille dans la région sucrière a fortement réduit cette production. Le nombre des fabriques en activité est tombé de 213 à 61, la quantité de betteraves traitées de 66 à 16 millions de quintaux, le sucre produit de 8,7 à 2 millions.

Ceci, joint au fait que les grands producteurs de sucre de betterave sont l'Allemagne (22 millions de quintaux), l'Autriche-Hongrie (15) et la Russie (14) explique la pénurie de sucre dont nous avons souffert, pénurie que la canne à sucre n'a pas suffi à combler.

Les autres productions françaises sont loin d'avoir l'importance des précédentes. Nous nous contenterons donc de les énumérer d'après la Statistique agricole de la France.

Les récoltes étant variables d'une année à l'autre, nous indiquerons, à côté de celle de 1913, dernière année normale, la moyenne des dix dernières années, et, quand les données existent, les rendements par hectare.

Productions.	Récolte de 1913 en milliers de quint.	Moyenne 1904-1913 en quint.	Rendement à l'hectare en quint.
Légumes frais :			
Haricots verts	782	739	34
Petits pois en cosses .	1.255	1.013	40
Légumes secs :			
Haricots.	1 450	1.153	8
Lentilles.	66	83	10
Pois.	253	308	13
Fèves	678	689	11
Féveroles	656	617	17
Topinambours. . .	17.793	13.571	136
Huiles :			
Colza.	321	444	14
Navette.	52	52	9
Œillette.	51	49	14
Raisin de table . .	650	617	34
Fruits :			
Châtaignes.	2,630	2.453	
Noix	358	595	
Olives.	383	796	
Pêches	44	290	
Abricots.	14	66	
Pommes et poires à couteau.	1.890	1.557	
Cerises	187	306	
Prunes	199	95	
Prunes à pruneaux. .	126	298	
Oranges.	18		
Fraises	93		
Cassis.	18		
Amandes	12		
Figues.	11		
Produits divers :			
Truffes	5		
Asperges.	163		

Productions.	Récolte de 1913 en milliers de quintaux.	Moyenne 1904-1913 en quint.	Rendement à l'hectare en quint.
Tomates	217		
Carottes	4.234 (dont une partie fourragère).		
Champignons	47		
Ail	25		
Oignons	262		
Cornichons	20		
Cresson	31		
Choux à choucroute	350		
Riz	7		

Il nous reste à voir les diverses conclusions que l'on peut tirer de tous ces chiffres.

Une première constatation intéressante est celle du rendement d'un hectare, selon qu'il est cultivé en vue de produire telle ou telle denrée. Comme terme de comparaison, nous emploierons la valeur énergétique de chaque aliment exprimée en calories.

Reprenant les chiffres précédents, on trouve ainsi :

1 hectare cultivé en :	produit en quintaux.	en milliers de calories.
Blé	13,5	4.455
Seigle	10,5	3.465
Maïs	12,3	4.059
Pommes de terre	96	6.240
Vignes	38 hectolitres	2.280
Prairies et fourrages	1,3 de viande.	325
	5 hl. de lait.	341
Betteraves	32	12.800

Constatation curieuse ! 1 hectare de betterave produit deux fois plus de nourriture que la même surface cultivée en pommes de terre, trois fois plus qu'en blé, six fois plus qu'en vigne, vingt fois plus qu'en prairies !

Sans plus réfléchir, on serait tenté d'en conclure que les prix des denrées doivent suivre une proportion inverse et que le sucre doit être l'aliment le meilleur marché, ce qui n'est pas.

On pourrait aussi être tenté de préconiser, en temps de disette, la culture de la betterave, et ensuite celle de la pomme de terre, en remplacement des cultures les moins productives : vignes et surtout prairies.

Le problème n'est pas si simple.

D'abord, on ne peut songer à cultiver des betteraves dans les terres à vigne, ni même du blé dans toutes les prairies. Chaque sol a ses qualités propres auxquelles il faut adapter la production.

Ensuite, les terres ne donnent de forts rendements que si on leur fournit les engrais nécessaires.

La consommation totale des engrais en France est approximativement connue par les statistiques de l'Institut international d'Agriculture.

En 1913, elle fut, exprimée en milliers de tonnes (1) :

Engrais.	*Production.*	*Différence de l'importat. à l'exportat.*	*Consommation.*
Phosphates naturels. . .	330	+ 919	1.249
Scories de déphosphoration	730	— 180 ?	550 ?
Superphosphate de chaux.	1.920	— 45	1.875
Sulfate d'ammoniaque . .	74	+ 22	96
Sulfate de cuivre	26	+ 16	42
Guano	0	+ 1	1
Os bruts	?	+ 25	25 ?
Engrais d'os.	?	+ 2,1	2 ?

(1) Sans compter 86 millions de tonnes de fumier, d'après M. Tisserand.

Engrais.	*Production.*	*Différence de l'importat. à l'exportat.*	*Consommation*
Sulfate de potasse. . . .	0	+ 14	14
Chlorure de potasse . . .	0	+ 46	46
Salins de betteraves . . .	?	+ 3,6	3, 6 ?
Nitrate de soude.	0	+ 322	322
Engrais azotés synthétiques	7	+ 9	16
Engrais azotés organiques	?	+ 52	52 ?
Soufre	0	+ 163	163
			4.296 ?

Leur répartition selon les cultures est encore à établir. Elle pourrait peut-être l'être d'une manière approchée en consultant les statistiques du trafic intérieur des chemins de fer.

On voit que la production agricole a exigé en 1913 le transport de plus de 4 millions de tonnes d'engrais. Nous n'essaierons pas de calculer la dépense d'argent qu'ils représentaient. Le marché des engrais a été un de ceux les plus troublés par la guerre : elle nous a privés temporairement de la potasse d'Allemagne, d'une partie des phosphates de Tunisie et d'Algérie, d'une partie des nitrates du Chili. Par contre, elle a provoqué la construction de nombreuses usines de produits azotés synthétiques et nous a donné, par la restitution de l'Alsace, les riches gisements potassiques de Mulhouse. Les évaluations d'avant guerre ne peuvent donc plus avoir cours.

Il est seulement à souhaiter que notre consommation d'engrais se développe largement : Les pays de production intensive sont ceux qui usent le plus d'engrais.

Avant 1914, nous n'employions que 0 kg. 9 de potasse par hectare de terre cultivée, alors que les Pays-Bas en utilisaient 20, l'Allemagne 15, la Belgique 6.

A la dépense d'engrais, il faudrait ajouter celle que représente le travail nécessaire pour les différentes productions. Il est évident que l'entretien d'une prairie n'exige pas les mêmes façons que la culture de la betterave ou du blé. Malheureusement, nous ne possédons guère de renseignements à ce sujet. Tout au plus, Ringelmann a-t-il évalué pour quelques cas le travail dépensé en kilogrammètres.

Nous transformerons ses données en calories.

La préparation d'une terre pour blé d'hiver après betteraves demande par hectare un travail équivalant à 16.450 calories; la préparation d'une terre pour betteraves après céréale, 129.360; la préparation pour avoine de printemps, 38.340; la défriche de trèfle pour céréale, 37.870; la défriche de luzerne, 40.460.

Il faudrait multiplier beaucoup ces renseignements pour aboutir à une évaluation approximative du travail nécessaire aux différentes cultures.

Ce travail peut être produit par des machines, des animaux ou des hommes. Son rendement n'est pas le même dans ces diverses conditions.

On sait en gros que les grandes cultures emploient un minimum d'hommes et un maximum de machines, que la vigne exige plus de soins que le seigle, mais tout ceci n'a pas encore été chiffré et le bilan est impossible.

A titre d'exemple du rapport de la production à la main-d'œuvre, nous pourrions opposer les cultivateurs et les pêcheurs. Le nombre des premiers est évalué en France à 8,5 millions, celui des seconds à 160.000. La production des premiers assure à peu près complètement le ravitaillement de tout le pays, soit 40 millions d'hommes et autant d'animaux de ferme (sans compter les chevaux) ; celle des seconds représente la nourriture totale d'un peu plus de 200.000 habitants. Chaque cultivateur nourrit donc près de 5 hommes et 5 bêtes, chaque pêcheur lui-même seulement !

Enfin, les produits récoltés ne sont pas tous consommés tels quels. Beaucoup doivent subir des transformations : le blé en farine, la betterave en sucre, le bétail en viande, etc. Pour chacun, il y a donc une dépense supplémentaire variable de travail et de main-d'œuvre.

Pour arriver à établir la valeur exacte de chaque production, son rendement réel, pour choisir les plus avantageuses, pour connaître ce qu'il convient de faire en temps de crise, on voit qu'il manque encore beaucoup de données indispensables. Un meilleur inventaire serait celui qui mettrait en balance l'énergie dépensée et l'énergie produite. Nul doute qu'on y arrive un jour. En attendant, force nous sera de nous contenter de l'évaluation en argent, quoique celle-ci soit souvent faussée par une multitude de facteurs économiques, les variations des valeurs d'achat de l'argent, les entraves à la libre circulation des denrées, etc., particulièrement sensibles en période de guerre.

En temps normal, si l'Etat n'intervient pas d'une manière exagérée pour altérer les valeurs réelles, s'il sait éviter les coalitions d'intérêts qui tenteraient de fausser les prix, l'équilibre s'établira entre les diverses productions d'après leur valeur marchande. Les variations qu'on observera n'auront d'ailleurs guère d'importance au point de vue physiologique, puisque nos aliments sont interchangeables dans une très large proportion.

En France, pays de cultures morcelées, où le nombre des paysans propriétaires est aussi grand que celui des ouvriers agricoles, il y aurait lieu d'encourager une pareille adaptation plutôt que de la craindre.

Avant la guerre, le partage des terres entre les diverses productions était remarquablement stable et ne subissait que de très lentes modifications, presque insensibles.

L'équilibre des cultures, particulièrement heureux, se maintiendra probablement le même, puisqu'il dépend de la nature du sol.

La seule grande amélioration à réaliser est l'augmentation du rendement productif.

Pendant la guerre, le Ministère de l'Agriculture anglais a établi comparativement la production d'une ferme moyenne de 40 hectares en Angleterre et en Allemagne. En France, à défaut de renseignements officiels, l'*Information Universelle* a établi une évaluation correspondante. En voici les résultats :

Production (en tonnes) d'une ferme de 40 hectares	Allemande	Anglaise	Française
Blé.	33	15	21
Pommes de terre.	55	11	17,6
Viande	4,5	4	2,5
Lait	28	17,5	21
Sucre.	6,75	0	1

La même ferme peut nourrir, en Allemagne 70 à 75 personnes, en Angleterre 45 à 50, en France 50.

Si nous passions de notre rendement d'avant guerre à celui de l'Allemagne, et nous le pouvons, nous aurions de quoi nourrir 20 millions d'hommes de plus, et comme notre propre population ne comporte pas pareille consommation, nous disposerions, pour l'exportation, de ces vivres qui représentent, évalués aux prix d'avant guerre, une rentrée d'or annuelle de quelque 30 milliards.

On comprend dans ces conditions que l'intensification de la production agricole puisse être une solution rapide à nos difficultés budgétaires.

Lorsqu'on compare les rendements énergétiques des cultures consacrées au sucre, aux pommes de terre, aux céréales et de celles destinées au bétail, ou encore quand on met en parallèle la production du paysan et celle du pêcheur, on touve toujours un désavantage marqué à la production des aliments les plus riches en composés azotés.

En ne considérant que la valeur calorifique des denrées, on arrive toujours logiquement à cette conclusion qu'il faut développer la production des hydrates de carbone, restreindre celle des albumines.

Cependant, la tendance des agriculteurs est inverse. Nous avons vu qu'au cours du XIXᵉ siècle, l'importance relative du blé a diminué tandis que celle de la viande s'est accrue. La comparaison des prix, à laquelle nous passerons tout à l'heure, nous montrera aussi qu'il est plus avantageux, pécuniairement parlant, de faire de la viande que du blé.

Dans quel sens doit-on résoudre cette contradiction entre l'énergétique et le commerce?

Nous savons que les prix peuvent devenir factices à un moment donné mais ils ne peuvent le rester pendant tout un siècle.

Nous savons aussi que les bilans de production calculés en valeur énergétique sont encore impossibles à établir, faute de beaucoup trop de données et que nous ne savons calculer exactement que le rendement calorifique des aliments tels qu'ingérés.

Il n'apparaît pourtant pas que les engrais, le travail, la main-d'œuvre, nécessaires à la production de la viande dépassent ceux que demande la culture du blé et *a fortiori* la production du sucre.

Nous sommes donc amenés à penser que la comparaison des divers aliments d'après leur valeur en calories est en désaccord avec celle de leur valeur en argent parce que la réalité tient compte de plus de facteurs essentiels que le schéma construit par les physiologistes énergétistes.

Nous avons dû établir tous nos calculs en calories, faute de mieux, mais nous savons bien que ce n'est qu'une première approximation, commode mais très incomplète, du bilan nutritif et qu'il faudrait tenir compte en outre des matières grasses et plus encore des multiples combinaisons azotées indispensables.

L'écart entre les valeurs marchandes des temps normaux, qui règlent en fait la production, et les données physiologiques encore purement théoriques, diminuerait sensiblement si l'on pouvait considérer le problème physiologique dans son ensemble au lieu de le restreindre aux évaluations énergétiques, si, après avoir établi le coût de la calorie du besoin d'énergie, on pouvait attribuer à chaque élément indispensable un coefficient différent, si l'on savait évaluer la valeur particulière du gramme de matières grasses ou de matières azotées, ou plus précisément encore du gramme de lysine, de cystine, d'histidine, etc.

Déjà, les éleveurs anglais ont proposé de calculer la valeur marchande des aliments pour le bétail en attribuant un coefficient plus élevé à leur teneur en azote qu'à celle en carbone. L'avenir permettra d'appliquer la même règle aux aliments de l'homme avec encore plus de précision.

Lorsque toutes les données du problème seront connues, ils se ramènera, comme on le pose exclusivement aujourd'hui, à assurer la satisfaction du besoin d'énergie dans les conditions les moins dispendieuses, mais en tenant compte aussi d'un très grand nombre de matériaux définis indispensables et qu'on ne rencontre pas également dans toutes les sortes d'aliments.

LES ÉCHANGES DE LA FRANCE

La différence entre la production et la consommation de chaque denrée indique ce que la France doit importer chaque année pour satisfaire ses besoins ou ce dont elle dispose en excédent, ce que, par conséquent, elle peut transformer ou exporter et échanger, soit contre de l'or en augmentant ainsi sa richesse, soit contre les autres produits qui lui manquent.

Cette comparaison peut être résumée dans le tableau suivant, relatif à 1912 :

Produits.	Production.	Consommation.	Différence.	Pour 100.
Blé (millions d'hectolitres) . .	118	127	— 9	— 7
Pommes de terre (millions de tonnes).	15	14,9	+ 0,1	+ 0,6
Sucre (milliers de tonnes). . .	877	666	+ 211	+ 32
Vin (millions d'hectolitres) . .	59	66	— 7	— 11
Bières (millions d'hectolitres) .	12 6	12,6	0	0
Alcools (millions d'hectolitres).	2,9	1,5	+ 1,4	+ 93
Thé (milliers de tonnes). . . .	0	1,2	— 1,2	— 100
Café (milliers de tonnes) . . .	0	111	— 111	— 100
Cacao (milliers de tonnes). . .	0	26,8	— 26,8	— 100

On y voit que pour les principaux produits agricoles, le chiffre de consommation est voisin de celui de production, si bien qu'en temps normal, le pays suffit à peu de chose près à sa nourriture.

Mais un tel bilan est beaucoup trop simple pour donner une idée de l'importance du commerce de la France en denrées alimentaires.

De la production, une partie est bien consommée telle quelle, mais une autre est exportée en nature, une autre est transformée par les industries alimentaires en nouveaux produits (conserves, viandes salées ou fumées, mets préparés, etc.) qui seront consommés dans le pays ou exportés, une autre est donnée aux animaux, une autre encore va à des industries non alimentaires (caséine, alcool, colles, etc.); enfin une partie est conservée par le commerce en vue d'utilisations ultérieures et constitue les stocks, visibles ou non.

Les produits importés ont des destinations également diverses.

Il est impossible de suivre complètement, au moyen des satistiques actuellement établies et des données numériques connues, la circulation et les transformations multiples de chaque denrée.

A l'intérieur du pays, la circulation des produits est mal connue, puisqu'elle est libre. La répartition a lieu suivant les besoins de la consommation, mais dépend aussi des facilités de transports, des moyens de conservation dont on dispose, de l'activité des commerçants intermédiaires.

Les rendements des diverses transformations sont insuffisamment déterminés.

Aux frontières, les statistiques établies par l'administration des douanes font plus exactement connaître le mouvement d'échange entre la France et les autres pays. Mais quelque complètes qu'elles soient, elles ne peuvent tenir compte des multiples formes que revêtent les produits, de leur destination réelle, faire le partage exact des importations qui vont directement à la consommation et de celles qui vont aux industries de transformation, des exportations vers les pays consommateurs et de celles pour les états simplement transitaires ou transformateurs.

Quoi qu'il en soit, on pourra se faire une idée de l'intensité et de la complexité des échanges internationaux de nourriture, aux frontières françaises, par les tableaux suivants.

La Statistique agricole de la France indique pour 1913, dernière année normale :

	Importations (Commerce spécial) En Quintaux.	*Exportations* (Commerce spécial) En Quintaux.
Animaux vivants :		
Bœufs	16.023	205.104
Vaches.	12.660	48.527
Taureaux.	1.828	14.386
Bouvillons et taurillons . .	1.233	627
Génisses	3.553	1.403
Veaux	7.023	12.565
Ovins	486.604	—
Porcs	50.600	35.486
Gibier	1.084	41
Volailles	8.996	3.242
Pigeons.	33.129	142
Produits d'animaux :		
Viandes fraîches :		
— de mouton	4.421	1.811
— de porc	4.313	698
— de bœuf et autres.	23.124	55.394
— salées	57.086	10.872
Charcuterie	10.208	6.069
Volailles mortes.	9.561	50.947
Gibier mort	19.454	601
Conserves de viandes . . .	29.672	25.007
Saindoux.	53.224	8.894
Margarine	341	65.219
Œufs	277.186	53.269
Lait naturel	2.236	64.535
— concentré	2.031	6.798
Fromages	235.256	142.451
Beurre.	59.121	173.999
Miel.	4.188	12.675

	Importations (Commerce spécial) En Quintaux.	Exportations (Commerce spécial) En Quintaux.
Pêches :		
Poissons :		
— frais : salmonidés.	15.290	60
— — autres d'eau douce.	17.349	4.515
— — harengs . .	908	665
— — autres d'eau de mer.	30.072	29.254
— secs : morues . .	479.119	146.403
— — harengs . .	20.810	3.212
— — autres . . .	44.881	5.104
— conservés sardines	100.664	43.921
— — autres .	14.384	29.400
Crustacés	39.813	7.518
Coquillages (sauf huîtres) .	126.825	9.641
Farines :		
Froment, épeautre et méteil	15.556.517	16.057
Orge.	1.160.385	95.256
Seigle	406.381	1.577
Maïs.	5.908.171	23.674
Farine de froment	100.531	204.983
— d'orge	366	2.513
— de seigle	278.007	541
— de maïs.	4.423	1.997
Malt.	16.698	2.971
Biscuits de mer et pain . .	49.043	5.934
Gruaux et semoules	32.276	43.038
Riz.	2 621.186	294.945
Fèves	751.466	13.157
Pois.	500.827	63.380
Autres légumes secs. . . .	890.741	103.553
Marrons et châtaignes. . .	45.260	100.406
Pommes de terre	2.310.743	1.810.968
Fruits :		
Citrons et oranges	1.132.311	12.427
Mandarines et chinois. . .	81.440	235
Raisins de table.	95.493	82.948

	Importations (Commerce spécial) En Quintaux.	*Exportations* (Commerce spécial) En Quintaux.
Fruits :		
Raisins de vendange. . . .	2.431	75.349
Marcs de raisin et moûts .	135.955	9.375
Pommes et poires de table.	71.301	347.273
— — à cidre .	1.440	2.093.826
Amandes.	6.102	296
Bananes	257.046	2.881
Autres fruits frais	126.661	216.958
Figues sèches	144.276	4.221
Raisins secs	60.991	1.363
Pommes et poires tapées .	23.238	634
Amandes et noisettes . . .	47.967	8.552
Noix.	15.652	229.640
Pruneaux et prunes. . . .	76.294	43.877
Fruits confits.	40.882	60.119
Oléagineux :		
Arachides en cosses. . . .	2.557.130	169.994
— décortiqués . .	2.377.540	21.925
Graines de coton	176.696	—
— de sésame	205.861	9.247
— d'œillette.	61	1.047
— de colza	3.791	1.103
— de navette	8.197	11
Coprah.	1.126.398	—
Amandes de palmiste . . .	29.862	—
Autres.	607.349	9.760
Produits sucrés :		
Sucres bruts	1.139.721	267.970
— raffinés	8.943	1.632.740
Sirops et bonbons	15.601	35.957
Fruits confits au sucre. . .	562	24.215
Biscuits sucrés.	15.367	27.049
Confitures	12.663	11.320
Lait concentré sucré . . .	12.865	17.602
Farine lactée sucrée. . . .	4.649	—

	Importations (Commerce spécial)	Exportations (Commerce spécial)
Huiles végétales :	En Quintaux.	En Quintaux.
Huile d'olive	144.819	59.091
— de coton	41.222	9.234
— de sésame.	383	54.519
— d'arachide.	307	242.345
— de colza.	270	18.331
Divers :		
Légumes frais	327.437	769.098
— salés ou confits .	1.530	9.764
— conservés ou séchés .	20.754	152.402
Houblon	21.117	1.540
Betteraves	225.122	165.374
Racines de chicorée. . . .	23.197	1.685
Fourrages	100.013	2.549.050
Levure.	1.543	7.260
Sons.	2.319.314	355.497
Tourteaux oléagineux . . .	1.015.730	2.148.010
Drèches	670.554	264.626
Pulpes de betteraves . . .	128	1.542
Boissons :	En Hectolitres.	En Hectolitres.
Mistelles.	74.145	—
Vins ordinaires.	7.309.513	1.521.407
— de liqueur.	300.037	137.570
Vinaigres.	591	32.757
Cidre et poiré	488	22.956
Bière	158.429	136.256
Eaux de vie (1).	157.554	215.412
Esprits (1)	18.224	67.924
Liqueurs.	3.648	53.100
Compositions :	En Quintaux.	En Quintaux.
Chicorée brûlée ou moulue.	1.517	71.559
Amidon	5.203	12.116
Fécule.	87.619	1.950

(1). Comptés en alcool pur.

Pour connaître la situation exacte de l'année où commença la guerre, il faut ajouter à la balance de ces échanges, les stocks existants en entrepôt ou à l'admission temporaire.

La Statistique de la France indique en 1913, pour le blé en quintaux :

```
Admissions temporaires.   10.663.566
Réexporté        )                      4.985.753
Mis en entrepôt  ) après mise en œuvre.   135.081
Entré dans la  circulation intérieure,
   après paiement des droits . . . . .   3.269.396
Reste à apurer . . . . . . . . . . .     2.273.336
                                        ──────────
                                        10.663.566
```

A fin décembre 1913, les stocks visibles en entrepôt comptaient :

```
Froment. . . . . . .      988.349 Quintaux.
Seigle . . . . . . . .      8.192    —
Orge. . . . . . . . .      80.233    —
Maïs. . . . . . . . .     169.346    —
Farines . . . . . . .      31.233    —
Eaux de vie et esprits.     6.066 Hectolitres.
Huiles. . . . . . . .      14.909 Quintaux.
Vins. . . . . . . . .      25.892    —
Graisses animales. . .      4.480    —
Légumes  secs . . . .     307.567    —
Raisins secs . . . . .      3.271    —
Riz . . . . . . . . .      43.210    —-
Sel . . . . . . . . .      40.269    —
Sucres. . . . . . . .     137.559    —
Viandes salées . . . .      2.380    —
```

On peut, avec tous ces chiffres, se faire une idée de la situation alimentaire de la France au début de 1914. Si, en outre, nous connaissions les échanges des sept premiers mois de cette année là, et notamment les stocks qui ont pu être constitués pendant la période de tension précédant les hostilités, nous saurions dans quelles conditions la France entrait en guerre et quelles réserves de nourriture elle possédait alors.

La Statistique générale de la France réunit les chiffres d'importation et d'exportation des principales denrées depuis près d'un siècle.

Années.	Froment. millions d'hectolitres.		Pommes de terre. milliers de tonnes.		Sucres. milliers de tonnes.		Vins. millions d'hectolitres.	
	Imp.	Exp.	Imp.	Exp.	Imp.	Exp.	Imp.	Exp.
1832	1	0,2	2,2	2,8	82,6	22,1	0	1,3
1842	0,5	0,8	1,3	5,7	85,6	8,0	0	1,3
1852	0,2	2,3	0,5	62,1	93,7	21,8	0	2,4
1862	6,2	0,5	1,8	137,9	214,1	102,4	0,1	1,9
1872	5,6	4,1	11,3	159,3	166	170	0,5	3,4
1882	17,8	0,3	15,1	166,8	238,5	129,9	7,5	2,6
1892	25,9	0,2	12,8	182,5	162,3	170,6	9,4	1,8
1902	3,9	0,2	44,2	208,7	92,5	187	4,4	2
1912	9,7	0,5	167,3	228,6	290,2	177,2	9,2	2,0

On y voit que l'intensité des échanges ne fait que croître, en rapport avec les facilités de transport, et que l'excès de production n'empêche plus les importations comme il le faisait à peu près totalement il y a un siècle.

Sous les variations annuelles dues aux irrégularités des récoltes, on voit se dessiner pour chacune de ces denrées une lente évolution.

Nous n'avons jamais été grands exportateurs de blé, mais nous en sommes devenus importateurs. Inversement, pour la pomme de terre, notre production nous permet d'en exporter des quantités de plus en plus considérables. Après avoir été presque uniquement importateurs de sucre, nous en raffinions en excès avant la guerre, puisque nos **expéditions à l'étranger** étaient devenues prédominantes. Inversement pour le vin, après avoir été exportateurs, nous sommes acheteurs de plus grandes quantités que nous n'en vendons, depuis l'invasion du phylloxera en 1880.

Il est intéressant d'examiner nos échanges avec chacun des pays extérieurs en particulier.

A ce sujet, une distinction s'impose. Nous possédons un vaste empire colonial et il est naturel que nous cherchions à commercer avec lui plus qu'avec les autres états étrangers, que nous lui demandions de préférence les produits que nous importons, que nous lui fournissions ceux qu'il demande.

Toutefois, son étendue, l'éloignement de certaines possessions, leur proximité de marchés étrangers, ne permettent pas de les traiter toutes uniformément, de leur imposer un pacte colonial qui les obligerait à trafiquer seulement avec la métropole. Le régime douanier n'est pas le même pour toutes nos colonies, et ceci, joint à leur inégal éloignement et aux frais de transport qui en résultent, rend nos échanges différents avec chacune d'elles.

En 1912, l'Algérie a produit :

6,6 millions d'hectolitres de vin ;

16,5 millions de quintaux de céréales dont 7 de blé ;

3,2 millions de quintaux d'olives ;

1,4 millions de quintaux d'autres produits alimentaires (pommes de terre, fèves, haricots, pois, etc.).

Son troupeau comptait 1,1 million de bovins, 8,3 d'ovins, 3,7 de caprins, 0,1 de porcins, 4,4 de volailles.

En 1913, elle a exporté en France :
    47.227 tonnes de bestiaux ;
    117.067 tonnes de céréales ;
    23.853 tonnes de pommes de terre, légumes secs et leurs farines ;
    38.541 tonnes de fruits de table ;
    1.119 tonnes d'huiles ;
    20.763 tonnes de légumes ;
    4.715.647 hectolitres de vins ;
    19.697 hectolitres d'alcool sous forme d'eau-de-vie.

La même année, elle a importé de France :
    3.914 tonnes de lait, beurre et fromages ;
    30.060 tonnes de pommes de terre et légumes secs ;
    46.273 tonnes de sucre ;
    14.384 tonnes d'huiles ;
    77.721 hectolitres d'eau-de-vie.

En 1912, la Tunisie a produit :
    105.000 tonnes de blé ;
    67.000 tonnes d'orge ;
    290.000 hectolitres de vin ;
    20.400 tonnes d'olives.

Son troupeau comprenait en 1913 : 217.000 bovins, 729.000 ovins, 505.000 caprins, 17.000 porcins.

En 1913, elle a exporté en France et en Algérie :
7,7 millions de francs d'animaux vivants, 5 de produits et dépouilles d'animaux, 21,8 de farineux alimentaires, 1,9 de fruits et graines, 6,9 d'huiles, 1,9 de boissons.

En même temps, elle importait de France et d'Algérie :
6 millions de francs d'animaux vivants, 2,7 de produits et dépouilles d'animaux, 14,7 de farineux alimentaires, 1,4 de boissons.

Le Maroc a envoyé en France en 1913 : 401 quintaux d'œufs, 12.408 de céréales, 11.773 d'oléagineux. Il en a reçu : 510.279 quintaux de sucres, 17.180 hectolitres de vins.

L'Indochine a fourni à la France en 1913 :
3,7 millions de francs de produits et dépouilles d'animaux, 1,3 de produits de pêche, 54 de farineux alimentaires, 1,7 de fruits et graines, 4,1 d'huiles.
La même année, elle a acheté à la Métropole :
1,6 millions de francs de produits et dépouilles d'animaux, 1 de farineux, 1 d'huiles, 6,8 de boissons.

Les échanges avec nos autres colonies de l'Afrique occidentale et centrale peuvent se résumer dans le tableau suivant, établi pour 1913 :

COLONIE	EXPORTATIONS EN FRANCE (en milliers de francs).			IMPORTATIONS DE FRANCE (en milliers de francs).			
	Animaux et dépouilles.	Fruits et graines.	Oléagineux	Animaux et dépouilles.	Farineux.	Denrées de Consommation.	Boissons.
Sénégal	302	41.395	2.348	966	6.644	6.071	3.067
Haut-Sénégal-Niger. . .	370	2.212	876	188	127	593	736
Guinée.	726	686	6.071	139	403	299	477
Côte d'Ivoire.	26	671	4.486	289	647	312	672
Dahomey.	64	935	3.026	141	181	120	422
Gabon	4	17	933	354	350	117	566
Moyen-Congo et Oubangui-Chari-Tchad.	—	—	11.241	451	165	133	535

La même année, La Réunion nous a envoyé 10,3 millions de denrées coloniales, 2,2 d'huiles, 0,9 de boissons, 0,7 de farineux ; elle nous a acheté 2 millions d'animaux et dépouilles, 8 de farineux, 1 de boissons.

Madagascar nous a vendu 15,8 millions de produits animaux, 3,4 de farineux, 2,9 de denrées coloniales, 1 d'huiles et a reçu de nous 1 million de farineux, 1,3 de denrées, 4,5 de boissons.

Saint-Pierre et Miquelon nous ont fourni 5,2 millions de poissons ; la Guadeloupe 10 de denrées coloniales et 3,6 de boissons ; la Martinique 13 de denrées coloniales et 11,9 de boissons ; la Guyane 1,6 d'huiles ; la Nouvelle Calédonie 1,2 de produits animaux, 1,7 de fruits et graines, 1,6 de denrées coloniales. A toutes, nous avons envoyé surtout des boissons, des farineux, des denrées de consommation. En général, nous recevons de nos colonies des produits alimentaires bruts dont beaucoup sont traités par l'industrie métropolitaine, principalement des corps gras, du sucre, du café, du rhum. Par contre, nous les ravitaillons en boissons, en farines, en aliments de conserve et particiellement en viande.

Nos échanges avec les pays étrangers dépendent d'un très grand nombre de facteurs, tant matériels qu'économiques.

Tout d'abord, ne voyagent que les produits qu'on peut conserver. Les grains restent inaltérés plus longtemps que les farines; aussi transporte-t-on souvent les céréales en grains plutôt que moulues, bien que le poids soit alors supérieur de près d'un tiers (il est vrai que les déchets sont utilisés à la nourriture du bétail). Les huiles végétales s'altèrent beaucoup moins vite que le beurre; aussi leur trafic peut-il être beaucoup plus étendu.

Une amélioration des emballages, un perfectionnement apporté aux wagons, une augmentation de la rapidité des moyens de transport suffisent à créer de nouveaux trafics, telle la vente des fruits et légumes frais de France en Angleterre.

L'augmentation du tonnage frigorifique disponible dans le monde et, dans chaque pays, la création d'entrepôts et de wagons frigorifiques, déterminent de nouveaux courants d'échange considérables, par exemple l'envoi en Europe des viandes fraîches d'Amérique et d'Australie.

Le développement du séchage ou de l'industrie des

conserves assurent la répartition au loin de l'excédent de production d'une région. En dehors de cette question de conservation, les échanges internationaux sont régis encore par le prix du fret.

Les frets dépendent du poids et de l'encombrement de la marchandise à transporter, de la distance à parcourir, et aussi de la facilité et de la rapidité du chargement au départ et du déchargement à l'arrivée, de la possibilité de trouver aisément un chargement pour le voyage du retour.

Leur prix s'ajoute dans le pays destinataire au prix d'achat dans le pays expéditeur; il est relativement d'autant moins élevé que le trafic entre les deux pays est plus intense et mieux compensé.

Pendant cette guerre, on s'est beaucoup préoccupé de cette question des frets, et le Food War Committee de la Royal Society a établi le tableau suivant des encombrements des diverses denrées pour aider à choisir celles qu'il était préférable alors de transporter :

1 tonne (y compris l'emballage) de :	*occupe un espace de*
Foin	4,5 m³
Œufs, mouton frigorifié	3,4 —
Pommes, bananes, bœuf refroidi, thé	2,8 —
Oranges, tomates	2,5 —
Cacao, coprah, fruits frigorifiés	2,2 —
Harengs fumés, tapioca, vin	2,1 —
Noix, rhum, suif	2 —
Lard, beurre, margarine, café, sel	1,85 —
Pommes de terre, harengs fumés, fruits séchés	1,7 —
Sucre, riz, jambon, fromage	1,5 —
Conserves	1,4 —
Farine	1,35 —

Enfin, et surtout le commerce international dépend de la différence des prix entre les pays importateurs et exportateurs, différence liée à de nombreux facteurs économiques et politiques tels que les changes, les traités de commerce fixant les droits de douane respectifs, tous facteurs dont nous n'aborderons l'étude que plus loin.

L'importance des échanges alimentaires de la France avec chacun des principaux pays, à la veille de la guerre (1913) peut être jugée par les quelques tableaux suivants, empruntés à la Statistique générale de la France :

Angleterre.

Importations en France.

	En quintaux.		En millions de francs.
Viandes fraîches et frigorifiées.	15.857	valant	2,6
Céréales, y compris le malt . .	249.141	—	4,5
			7,2

Soit 0,6 p. 100 de la valeur des importations d'Angleterre en France.

Exportations de France.

	En quintaux.		En millions de francs.
OEufs	59.937	valant	8,6
Lait, beurre et fromage. . . .	165.127	—	39,6
Pommes de terre, légumes secs.	837.894	—	11,7
Fruits de table.	394.167	—	25,3
Sucres.	276.628	—	8,9
Graisse végétales alimentaires .	93.046	—	11,0
Légumes frais, salés, conservés.	337.691	—	16,4
	en hectolitres.		
Vins.	165.048	—	38,7
Eaux-de-vie et esprits.	72.321	—	17,1
			177,7

Soit 12,2 p. 100 des exportations de France en Angleterre.

Allemagne.

Importations en France.

	en quintaux.		en millions de francs.
Céréales, y compris le malt . .	4.476.342	valant	86,6
Pommes de terre, légumes secs.	356.459	—	9,9
Houblon.	14.269	—	5,1
			102,2

Soit 9,5 p. 100 des importations d'Allemagne en France.

Exportations de France.

	en quintaux.		en millions de francs.
Graisses animales.	79.426	—	7,1
Lait, beurre, fromages	72.736	—	5,0
Fruits de table.	2.207.356	—	21.0
Légumes frais, salés, conservés.	252.459	—	9,4
Tourteaux et drèches	858.901	—	14,3
	en hectolitres.		
Vins.	251.073	—	19,1
			76,0

Soit 8,7 p. 100 des exportations de France en Allemagne.

Belgique.

Importations en France

	en quintaux.		
Gibier et volailles.	36.062	—	9,2
OEufs	63.772	—	8,2
Lait, beurre et fromages . . .	12.435	—	3,5
Céréales.	296.428	—	6,0
Pommes de terre, légumes secs.	1.370.812	—	16,6
Tourteaux et drèches	615.852	—	6,4
			50,1

Soit 9 p. 100 des importations de Belgique en France.

Exportations de France.

	en quintaux.		
Graisses animales.	111.828	—	9,6
Lait, beurre et fromages . . .	43.597	—	7,6
Fruits de table.	269.250	—	8,6
Fourrages et son.	543.202	—	5,4
Tourteaux et drèches	354.007	—	5,3
	en hectolitres.		
Vins	285.957	—	38,2
			75,0

Soit 6,7 p. 100 des exportations de France en Belgique.

Suisse.

Importations en France.

	en quintaux.		en millions de francs.
Lait, beurre et fromages . . .	72.799	valant	15,0
Préparations sucrées	19.367	—	3,2
Chocolat.	7.588	—	1,9
			20,3

Soit 14,9 p. 100 des importations de Suisse en France.

Exportations de France.

	en quintaux.		en millions de francs.
Bestiaux.	—	—	18,4
Gibier, volailles	21.683	—	5,3
Lait, beurre et fromages . . .	47.463	—	6,9
Fruits de table.	194.064	—	5,0
Sucres.	75.030	—	2,8
Huiles végétales	71.669	—	6,3
Légumes frais, salés, conservés.	158.177	—	5,9
Fourrages et son.	941.607	—	6,2
	en hectolitres.		
Vins.	129.466	—	8,2
			65,3

Soit 16,1 p. 100 des exportations de France en Suisse.

Italie.

Importations en France.

	en quintaux.		
Lait, beurre et fromages . . .	38.723	—	8,3
Fruits de table.	152.259	—	7,4
	en hectolitres.		
Vins.	192.488	—	7,3
			23,1

Soit 9,6 p. 100 des importations d'Italie en France.

Exportations de France.

Bestiaux.		—	1,5
	en quintaux.		
Huiles végétales.	55.514	—	4,8
			6,4

Soit 2,1 p. 100 des exportations de France en Italie.

Espagne.

Importations en France.

	en quintaux.		en millions de francs.
Poissons.	86.924	valant	11,2
Fruits de table	1.581.076	—	36.6
	en hectolitres.		
Vins.	2.206.154	—	82,2
			130,0

Soit 46,2 p. 100 des importations d'Espagne en France.

Russie.

Importations en France.

	en quintaux.		
Œufs.	154.205	—	19,8
Céréales.	4.345.285	—	81,3
Pommes de terre, légumes secs.	229.338	—	8,6
Oléagineux.	89.443	—	2,4
Fourrages et son	657.743	—	9,4
Tourteaux et drèches	362.260	—	6,1
			127,7

Soit 27,8 p. 100 des importations de Russie en France.

Exportations de France.

	en hectolitres.		
Vins	22.948	—	5,8

Soit 7 p. 100 des exportations de France en Russie.

Autriche-Hongrie.

Importations en France.

	en quintaux.		
Œufs	34.264	—	4,4

Soit 4,2 p. 100 des importations d'Autriche-Hongrie en France.

Turquie.

Importations en France.

	en quintaux.		
Œufs	53.556	—	6,8
Pommes de terre, légumes secs.	336.667	—	7,2
Fruits de table	189.358	—	6,6
	en hectolitres.		
Vins.	54.818	—	5,4
			26,1

Soit 27,9 p. 100 des importations de Turquie en France.

Etats-Unis.

Importations en France.

	en quintaux.		en millions de francs.
Viandes fraîches	—	valant	—
Viandes salées, charcuterie . .	5.668	—	1,5
Graisses animales	110.749	—	11,5
Céréales.	1.630.939	—	32,8
Sucres	2	—	—
Huiles végétales	61.038	—	5,7
			51,7

Soit 5,7 p. 100 des importations des Etats-Unis en France.

Exportations de France.

Fruits de table.	52.783	—	6,5
	en hectolitres.		
Vins.	37.553	—	10,8
			17,4

Soit 4,1 p. 100 des exportations de France aux Etats-Unis.

Brésil.

Importations en France.

	en quintaux.		
Café	614.482	—	110,6
Cacao	42.753	—	7,4
			118,0

Soit 67,8 p. 100 des importations du Brésil en France.

République Argentine.

Importations en France,

Viandes fraîches et frigorifiées.	3.746	—	0,7
Céréales.	3.328.401	—	149,5
Oléagineux.	1.136.146	—	32,9
Fourrages et sons	379.857	—	5,4
			288,6

Soit 78,2 p. 100 des importations d'Argentine en France.

Exportations de France.

	en hectolitres.		
Vins.	121.973	—	15,6
Liqueurs	11.461	—	4,3
			19,9

Soit 10 p. 100 des exportations de France en Argentine.

Le commerce total des objets d'alimentation de la France avec les pays étrangers représentait alors une valeur, exprimée en millions de francs, de :

Pays.	Impor- tation.	Expor- tation.	Diffé- rence.
Europe :	Commerce spécial.		
Russie { Mer Baltique et mer Blanche.	30,7	6,6	— 24,1
{ Mer Noire . . .	80,3	3,1	— 77,2
Suède	8,8	7,4	— 1,4
Norvège.	0,5	2,3	-+ 1,8
Danemark	1,6	10,4	-+ 8,8
Irlande	3,6	0,08	— 3,5
Grande-Bretagne. . . .	36,8	205,0	-+ 168,2
Allemagne.	113,8	76,6	— 37,2
Pays-Bas.	61,1	18,4	— 42,7
Belgique.	60,2	89,2	-+ 29,0
Suisse.	24,0	60,3	-+ 36,3
Portugal.	8,3	2,1	— 6,2
Espagne (y compris Canaries et Baléares). .	149,5	12,6	— 136,9
Autriche-Hongrie. . . .	12,0	0,7	— 11,3
Italie	41,1	15,6	— 25,5
Grèce (y compris ses îles).	22,2	2,9	— 19,3
Roumanie.	46,5	0,9	— 45,6
Bulgarie	1,8	0,6	— 1,2
Serbie	0,2	0,02	— 0,2
Monténégro.	0,3	0,07	— 0,2
Turquie.	28,2	7,8	— 20,4
Possessions anglaises.	0,01	0,4	-+ 0,4
Afrique :			
Égypte	1,8	4,3	-+ 2,5
Possessions anglaises ..	10,1	2,9	— 7,2
Autres pays	3,1	1,5	— 1,6

Pays.	Impor- tation.	Expor- tation.	Diffé- rence.
Asie et Océanie :	Commerce spécial.		
Indes	52,6	4,4	— 48,2
Comptoirs hollandais. .	8,0	1,2	— 6,8
Chine.	9,5	1,1	— 8,4
Autres pays d'Asie. . .	0,84	4,0	+ 3,2
Australie	35,9	1,0	— 34,9
Amérique :			
Etats-Unis	54,1	31,5	— 22,6
Mexique.	9,8	5,5	— 4,3
Vénézuéla.	26,1	0,6	— 25,5
Brésil	118,4	11,8	— 106,6
Argentine.	152,5	28,6	— 123,9
Canada.	6,0	3,1	— 2,9
Autres colonies anglai- ses	10,2	0,8	— 9,4
Haïti	33,7	1,0	— 32 ,
Autres pays	28,2	13,3	— 14,9
Totaux	1.296,4	673,8	— 622,6

Soit 17 p. 100 des importations totales de la France et 11,4 p. 100 des exportations.

La balance du commerce des denrées alimentaires se soldait pour la France par un excédent d'importations de 622 millions de francs. Nos principaux acheteurs étaient en première ligne l'Angleterre, puis, loin derrière elle, la Belgique, l'Allemagne, la Suisse, plus loin encore les Etats-Unis et l'Argentine.

Nos principaux fournisseurs étaient, par ordre d'importance, l'Argentine, l'Espagne, le Brésil, l'Allemagne, la Russie, puis les Pays-Bas, la Belgique, les Etats-Unis, l'Inde, la Roumanie, l'Italie.

La guerre a naturellement bouleversé cet équilibre, d'une part en supprimant les échanges avec les états ennemis ou occupés, d'autre part en diminuant notre production et par suite en nous forçant d'augmenter considérablement nos importations malgré la hausse des frets, tout en diminuant fortement nos exportations.

Les frets maritimes pour le blé et le maïs, exprimés en francs-or par tonne métrique, pour des cargaisons complètes de vapeurs, ont évolué ainsi (sans compter les primes d'assurance) :

Années.	*New-York-Liverpool.*		
	Moyenne.	Plus haut.	Plus bas.
1912	14,54	21,50	7,70
1913	11,03	18,60	8,00
1914	12,36	35,10	5,60
1915	52,02	77,40	35,10
1916	76,84	123,77	31,10

Années.	*La Plata-Le Havre.*			*Australie-Angleterre.*
	Moyenne.	Plus haut.	Plus bas.	Moyenne.
1912	22,32	34,74	8,93	41,09
1913	22,53	26,06	11,17	42,12
1914	15,87	50,00	7,44	28,05
1915	68,82	150,00	45,00	114,26
1916	171,53	200,00	125,00	(1)

Il faudrait les majorer d'environ 10 p. 100 pour l'orge, de 20 à 30 p. 100 pour l'avoine, etc., en raison de l'encombrement dû aux différences des poids spécifiques.

Les variations des échanges et de l'importance relative du commerce des objets d'alimentation, bien que

(1) En mai 1919, ils sont encore de 43 fr. 44 pour New-York-Liverpool, 285 fr. pour Plata-Le Havre, 71 fr. 35 pour Plata-Royaume-Uni (pour les gouvernements seuls), 130 fr. 28 pour Australie-Angleterre.

non encore connues en détail ressortent suffisamment
des données suivantes du *Bulletin de la Statistique
générale de la France*, exprimées en millions de francs
(graphique, p. 191) :

ANNÉES	1913	1914	1915	1916	1917	1918
Importations (commerce spécial) totales	8.421	6.402	11.305	20.640	27.554	19.914
des objets d'alimentation	1.817	1.813	3.314	5.057	6 985	5.019
p. 100 des objets d'alimentation.	21	28	29	24	25	25
Exportations (commerce spécial) totales	6.880	4.868	3.937	6.214	6.012	4.143
des objets d'alimentation.	838	646	649	588	498	335
p. 100 des objets d'alimentation.	12	13	16	9	8	8
Rapport des importations aux exportations. . . . . : . .	1,2	1,3	2,8	3,3	4,5	4,8
Rapport des importations alimentaires aux exportations de même nature.	2,1	2,8	5,1	8,6	14,0	14,9

Nos importations totales ont sensiblement triplé.
L'importance relative des denrées alimentaires s'est
accrue. Inversement, nos exportations ont diminué d'un
tiers ainsi que nos ventes à l'étranger des objets d'alimentation.

Le résultat est que la balance de notre commerce
extérieur est aujourd'hui quatre fois plus désavantageuse
qu'avant la guerre, sept fois plus si l'on ne considère
que les produits alimentaires.

Le détail pour chaque catégorie de produits est encore
difficile à établir, en l'absence des statistiques détaillées
non encore publiées.

L'Institut international d'Agriculture a déjà fourni les
renseignements suivants :

Produits.	Importations en milliers de quintaux :		
	1914	1915	1916
Froment	16.569	16.715	25.606
Farine de froment . .	931	3.034	5.667
Seigle	215	7	3
Farine de seigle . . .	87	1	0
Orge	1.036	923	2.410
Maïs	4.145	4.465	7.567
Riz	2.833	1.896	1.706
Pommes de terre . .	2.380	361	701
Huile d'olive	171	154	250
Café	1.164	1.385	1.529
Thé	19	28	26
Cacao	260	350	371
Raisins frais	86	69	75
Raisins secs	33	30	67

Produits.	Exportations en milliers de quintaux.		
	1914	1915	1916
Froment	506	790	10
Farine de froment . .	227	538	328
Seigle	0,8	2	4
Farine de seigle . . .	0,1	0,3	0,2
Orge	36	116	29
Maïs	27	223	26
Riz	269	345	143
Pommes de terre . .	1.082	1.051	495
Huile d'olive	448	675	888
Café	0,3	0,3	0,2
Thé	0,7	0,7	0,8
Cacao	0,61	0,9	4,1
Raisins frais	15	8	13
Raisins secs	0,5	1	1

Jusqu'en 1916, les divers pays, ne prévoyant pas
encore la durée de la guerre, s'étaient insuffisamment
préoccupés du ravitaillement.

Si la production européenne baissait, les stocks intérieurs et surtout les stocks mondiaux étaient assez
abondants pour y parer. Si les frets augmentaient, gre-

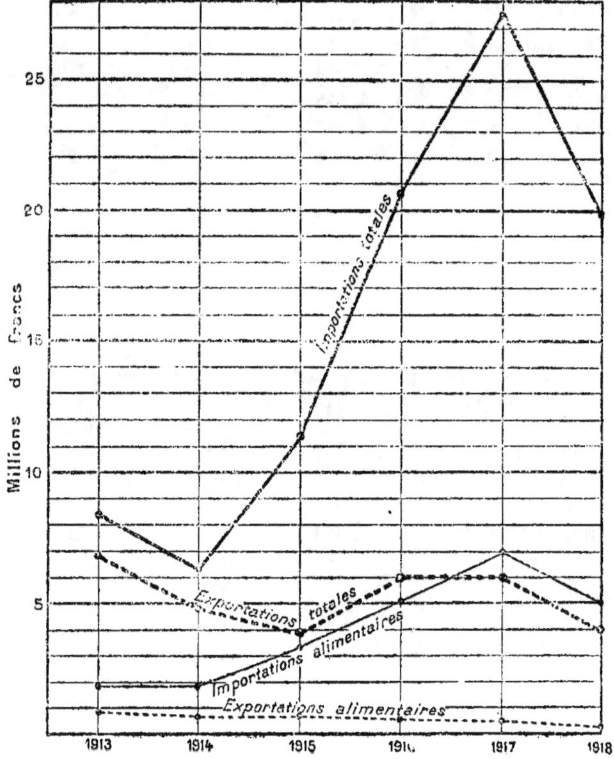

vant de plus en plus les prix des marchandises dans
nos ports, la situation paraissait encore supportable.

Mais lorsque Verdun nous laissa espérer la victoire, à
condition de tenir longtemps, lorsque les attaques
sous-marines ennemies contre les navires de commerce
se multiplièrent, faisant monter les frets à 20 et même

30 fois leur prix normal et les taux des assurances maritimes à 6 et même 10 p. 100 de la valeur de la cargaison, diminuant de plus en plus le tonnage disponible, déjà réduit par les transports militaires, il fallut organiser le ravitaillement des alliés pour parer à la disette menaçante.

Les transports maritimes internationaux furent centralisés à Londres entre les mains d'une Commission interalliée, le Shipping Board.

Tous les navires alliés, et tout le tonnage ennemi tombé en notre pouvoir furent réquisitionnés et affectés exclusivement aux produits de première nécessité, les céréales d'abord, à l'exclusion des produits de luxe.

Ce fut la fin du commerce libre. D'autant plus que les achats à l'étranger passèrent aux mains des états pour la plupart des produits nécessaires, puis à des commissions interalliées, le Wheat Executive pour les céréales, le Meat and Fat Committee, pour les viandes et graisses. L'Institut international d'Agriculture a très bien analysé l'ensemble des perturbations apportées par la guerre aux échanges internationaux des céréales. Nous lui emprunterons les renseignements et les données statistiques suivantes :

Si la production a été entravée par la rareté et la cherté de la main-d'œuvre, la pénurie et la cherté des engrais, la difficulté de se procurer des animaux de travail et de les nourrir, le prix élevé des combustibles nécessaires aux machines agricoles, les réquisitions et les taxations mal étudiées, par contre elle a été encouragée par la hausse des prix de vente et aussi par certaines mesures législatives qu'ont prises presque tous les États belligérants.

Beaucoup d'États ont fait mettre en culture les terres restant en friche, ont réquisitionné les terres non cultivées et aussi la main-d'œuvre, ont fourni de la main-d'œuvre militaire, ont limité les surfaces à utiliser pour d'autres récoltes que le blé, ont permis la dénonciation des baux ou même prononcé des amendes pour les fermiers qui ne cultivaient pas leurs terres, ont accordé des primes à la production des céréales ou fixé des prix de réquisition avantageux.

Presque tous les États d'Europe, la plupart de ceux du monde, ont interdit l'exportation des céréales et supprimé totalement la liberté du commerce des produits indispensables.

Pour remédier à l'insuffisance des moyens de transport, ils ont, comme nous l'avons dit, pratiqué la réquisition des navires. Les frets se sont ainsi stabilisés. Aujourd'hui encore, la flotte commerciale alliée est entre les mains des gouvernements qui obtiennent ainsi pour leurs transports des frets très inférieurs à ceux du commerce libre, presque tout entier livré aux marines neutres.

La plupart des États ont assumé eux-mêmes les risques de guerre et fixé les tarifs d'assurances à des taux de beaucoup inférieurs à ceux des compagnies. L'Angleterre a exigé au début une prime de 1 p. 100, élevée ensuite à 2, puis à 5 1/4; en mars 1918, elle est revenue à 3 p. 100 et 3 1/2 p. 100, puis en avril de la même année à 2 1/4 et 3. La France, l'Italie, les Etats-Unis, le

Danemark, les États scandinaves ont pratiqué des primes du même ordre mais sensiblement plus élevées.

Les gouvernements, ayant le monopole du trafic, ont établi les lignes de navigation à leur gré, ont payé eux-mêmes les prix des transports, supprimant ainsi, au prix d'une lourde dépense il est vrai, les perturbations dangereuses : cessation des livraisons de certains pays producteurs par manque de navires, interruption de certains courants d'échange par suite du renchérissement du transport augmentant trop le coût des produits à l'arrivée.

Ils ont remédié à la défectuosité de leurs installations maritimes, cause de pertes de temps dans les ports, avec comme conséquence les surestaries, en prenant celles-ci à leur charge et en appliquant des tarifs de faveur aux transports par voie de terre ou par canaux des ports vers les grands centres de consommation.

Enfin, ils ont réglementé la consommation. En ce qui concerne les céréales, ils ont fixé un prix de vente conventionnel, et comme celui-ci, plus bas que celui de toutes les autres denrées, tendait à augmenter leur consommation, à mesure que la viande, le beurre, les œufs, le sucre, tout devenait plus cher ; comme les paysans tendaient à se servir des céréales panifiables pour la nourriture du bétail; comme les industries de transformation : brasserie, distillerie, etc., y trouvaient une matière première trop avantageuse, il fallut contingenter la production de ces dernières, arriver à la déclaration et au contrôle des récoltes, à la limitation de la consommation au moyen de cartes.

En même temps, les gouvernements exigèrent l'élévation progressive des taux d'extraction de manière à retirer des grains des quantités croissantes de farine et de pain.

Nous verrons plus loin en détail la série des mesures prises en France.

Grâce à toutes ces mesures, l'Europe occidentale n'a pas connu la disette, les arrivages y ont toujours et partout été suffisants.

On se rendra compte de l'importance d'un tel résultat en évoquant les craintes qui apparurent en France, pendant l'été de 1917, quand le pain devint rare ou même manqua quelque temps dans diverses villes; les inquiétudes que manifestèrent alors le Parlement et la presse, interprètes de l'opinion publique et le souci de la « soudure » d'une récolte à l'autre qui se manifeste depuis chaque été.

On sait aussi que le ravitaillement, suffisant en Europe occidentale, ne l'a pas été partout ailleurs. Sans parler des pays ennemis livrés à leurs seules ressources, sévèrement rationnés et restreints, bien d'autres ont souffert de la faim, même des alliés tels que les Roumains, les Serbes et les Russes.

Chez eux, comme chez tous d'ailleurs, le paysan échappe fatalement au rationnement des aliments qu'il produit et trouve toujours sur ses propres champs de quoi se nourrir. Mais les grandes agglomérations, qui dépendent entièrement des transports et des vivres qu'on leur répartit, sont les premières à souffrir de privations et peuvent même en souffrir d'une manière aiguë.

Leur sort est généralement variable selon leur importance : les capitales sont les mieux pourvues, puis les
grands centres industriels, tant parce qu'ils sont les
mieux desservis par les moyens de communication que
par mesure de prudence politique, pour éviter les
mécontentements et les troubles dans les milieux où ils
se propagent le plus facilement et le plus dangereusement. Les villes moyennes, et surtout celles situées en
dehors des grandes voies de transit, sont alors les plus
malheureuses, si la campagne voisine ne leur fournit rien.

Cette disette dont nous fûmes par instants menacés,
dont souffrirent d'autres nations, était-elle due à un
manque de production ou à un défaut de répartition?

Pour y répondre, l'Institut international d'Agriculture
a recueilli auprès des gouvernements toutes les données
possibles sur les surfaces cultivées, la production, l'estimation des besoins, les importations et exportations,
les stocks, relativement aux céréales.

Pour le froment, sans entrer dans tous les détails il
en résulte que la production mondiale a été en milliers
de quintaux :

Années-récoltes.	*Hémisphère septentrional.*	*Hémisphère méridional.*	*Totaux.*
1909 et 1909-10 . . .	547.104	65.920	613.024
1910 et 1910-11 . . .	501.778	71.154	572.932
1911 et 1911-12 . . .	566.117	71.375	637.492
1912 et 1912-13 . . .	572.044	80.170	652.214
1913 et 1913-14 . . .	598.736	63.978	662.714
1914 et 1914-15 . . .	574.454	57.330	631.784
1915 et 1915-16 . . .	699.946	101.270	801.216
1916 et 1916-17 . . .	526.447	64.986	591.433
1917 et 1917-18 . . .	509.823	100.474	610.297

Les besoins de la consommation, estimés d'après les indications des divers gouvernements, étaient pour l'année 1917-1918 de 552,2 millions de quintaux pour l'hémisphère nord (non compris les pays ennemis, ou occupés) et de 40,7 millions seulement pour l'hémisphère sud.

On voit que si l'hémisphère nord n'avait pas tout à fait assez pour sa consommation, l'hémisphère sud pouvait largement lui fournir l'appoint nécessaire.

Au moment le plus difficile de la guerre, en 1917, le Canada possédait en stock au 30 mars 36,8 millions de quintaux, l'Australie 35 millions au 31 décembre.

Le problème du ravitaillement était donc beaucoup plus une question d'achat et de transport qu'une question de production.

LA QUESTION DES PRIX

Jusqu'à présent, nous avons considéré les problèmes d'alimentation et de ravitaillement sans nous préoccuper des prix.

Tantôt, nous avons choisi comme unité de mesure la calorie, tout en faisant remarquer à diverses reprises son insuffisance pour représenter la valeur réelle des diverses nourritures que le physiologiste lui-même nous apprend à considérer à beaucoup d'autres points de vue que celui de l'énergétique.

Tantôt, et surtout dans ces derniers chapitres, nous avons parlé presque uniquement de tonnes, de quintaux et d'hectolitres, qui suffisent pour comparer les productions et les échanges d'un même produit, mais ne permettent pas de passer aisément d'une denrée à une autre.

Volontairement, pour ne pas compliquer encore un problème déjà fort complexe, nous avons évité autant que possible de parler de la valeur argent, des prix, qui sont cependant la commune mesure universellement adoptée pour toutes choses.

Il nous faut bien cependant aborder cette autre face de la question, puisque les besoins de nourriture jouent un rôle de tout premier ordre dans les ressources et les dépenses des individus et des Etats, qu'ils constituent une des grandes sources de richesse du monde et que les prix règlent avant tout le ravitaillement et l'alimentation de chacun et de tous.

La production alimentaire du monde représente quelque 200 milliards de francs par an, alors que l'industrie la plus importante, celle des textiles n'atteint guère plus de 40.

Les dépenses de nourriture représentent environ la moitié de la dépense totale des pays civilisés :

60 à 70 p. 100 pour les familles ouvrières françaises vers 1850, d'après Le Play ;

43 p. 100 pour l'ensemble des Français en 1900, d'après de Foville ;

49 à 56 p. 100 dans les ménages ouvriers allemands en 1900, d'après l'Office impérial de statistique ;

59 p. 100 en Angleterre, 53 aux Etats-Unis, 65 en Allemagne, 60 en France, 56 en Belgique, 62 en Suisse, en 1908, pour les ouvriers, d'après le Board of Trade ;

45 p. 100 des revenus de 500 à 800 dollars, 30 p. 100 de ceux de 800 à 1.000, 25 p. 100 de ceux de plus de 1.000 dollars aux Etats-Unis en 1910, d'après une statistique américaine.

De même que leur importance relative diminue quand le revenu augmente, de même celle-ci s'accroît quand la vie devient plus chère, et pendant une période de crise comme celle que nous finissons de traverser, elle domine tous les autres besoins. Donnant une figure mathématique à ces constatations banales, Engel a pu dire que la proportion des dépenses de nourriture croît en progression géométrique en raison inverse du bien-être.

Une telle place dans la production et dans la consommation des Etats suppose une grande intensité d'échanges.

Nous avons vu la part que prennent les produits alimentaires dans le commerce de la France. Elle est encore plus grande pour les pays moins heureusement équilibrés, plus exclusivement agricoles ou industriels.

Force nous est donc d'examiner la question des prix, bien qu'elle soit une des plus difficiles de l'économie politique.

En temps normal, pour une population suffisamment nombreuse, disposant d'une grande étendue et d'une grande variété de terres en culture, communiquant librement avec tous les pays du monde, dans un pays tel que la France, il existe un certain équilibre des productions et des échanges, comme nous l'avons constaté dans toutes les statistiques d'avant guerre.

Chacun cherche d'une part à se procurer le plus d'argent, d'autre part à en dépenser le moins possible pour chaque chose et à s'assurer ainsi le plus grand nombre de produits et de satisfactions avec les ressources dont il dispose.

La production et le commerce étant libres, les marchandises disponibles étant illimitées et pratiquement presque toujours offertes en quantités supérieures aux besoins, une concurrence s'établit entres elles. La consommation de chacune se règle sur son prix; la moindre augmentation de celui-ci détourne les acheteurs vers un autre produit, la moindre diminution rend plus avantageuse une autre production.

L'équilibre des prix se règle sur l'équilibre des offres et des demandes; il dépend, d'une part, de la grandeur des demandes, en rapport elle-même avec le besoin, l'utilité, les habitudes; d'autre part, de la valeur de la production, dont les frais représentent l'intérêt du capital qu'est la terre, le coût des substances nécessaires (semences, engrais, aliments du bétail, etc.), la dépense de travail, les salaires exigés par la main-d'œuvre. Il se modifie avec l'abondance des récoltes, la mise en culture de nouvelles terres, l'ouverture de nouveaux marchés, la multiplication des bouches à nourrir, etc.

Si une denrée devient plus avantageuse à produire, pécuniairement parlant, c'est-à-dire si elle laisse un plus grand bénéfice au producteur, sa production s'accroîtra immédiatement et, la concurrence entrant en jeu, son prix baissera.

Si, au contraire, une autre devient onéreuse à produire, elle disparaîtra progressivement du marché, à moins que les acheteurs ne continuent de la désirer en mêmes quantités, auquel cas son prix s'élèvera jusqu'à ce que l'équilibre avec les autres productions soit atteint.

Si les consommateurs se détournent d'un produit, son prix baissera, sa production deviendra moins avantageuse et par suite se restreindra.

Inversement, si un autre produit est plus demandé, son prix montera et entraînera une augmentation de production.

Le prix apparaît donc comme une commune mesure en monnaie de toutes les marchandises, alimentaires ou autres.

Régi par la loi de l'offre et de la demande, il règle la production, la consommation et les échanges.

En période normale, si les produits sont abondants, si les échanges sont libres et aisés, le prix tend à se fixer à une valeur d'équilibre qui ne représente plus, pour chaque denrée, que la somme de l'intérêt du capital engagé, des dépenses matérielles, du coût du travail nécessaire et du salaire de la main-d'œuvre.

Par là, il serait susceptible de représenter pour chaque aliment une valeur globale, tenant compte de tous les facteurs de production qui entrent en jeu, plus synthétique que l'estimation en calories.

Malheureusement, tandis que celle-ci est fixe, constante, indépendante de toute contingence, puisque les besoins de nourriture de l'organisme ne peuvent être artificiellement modifiés, il n'en est pas de même du prix.

Celui-ci ne représente la valeur réelle des choses que dans l'hypothèse d'une production et d'une consomma_

tion abondantes, d'une entière liberté des échanges, d'une concurrence ilimitée.

Or, cet ensemble de conditions ne se rencontre jamais absolument dans la pratique.

Négligeons les aliments de luxe : primeurs, produits exotiques ou de serre, truffes, gibiers rares, etc., qui n'existent jamais qu'en quantités restreintes, dont la rareté élève le prix ; ils ne représentent en effet qu'une portion insignifiante du ravitaillement général.

Mais pour toutes les denrées, même les plus communes telles que le blé, le prix n'est jamais absolument stable.

Les quantités offertes sur le marché ne sont pas constantes ; elles varient chaque année, avec chaque récolte, obligeant la consommation à suivre leurs fluctuations.

Le commerce n'est libre qu'à l'intérieur du pays, mais il est restreint aux frontières par des droits de douane qui diminuent les échanges internationaux et élèvent le prix des denrées importées.

A l'intérieur, la concurrence peut aboutir à la constitution de groupements d'intérêts particuliers : syndicats, trusts, cartels, avoués ou secrets, assez puissants pour altérer les prix, soit qu'ils jettent brusquement sur le marché un excès de denrées précédemment mises en réserve, soit qu'au contraire ils raréfient temporairement les offres en accumulant des stocks. Ces spéculations sont d'autant plus fréquentes que le marché d'un produit est plus important, représente un plus grand chiffre d'affaires, que le besoin en est plus impérieux, la conservation plus facile.

Toutes ces causes font du prix une valeur constamment variable et diminuent sa signification.

En outre, il varie encore avec le taux de l'intérêt, lié à l'abondance du capital disponible, avec les salaires qui dépendent de la rareté de la main-d'œuvre. Le marché des denrées est étroitement solidaire de tous les autres marchés, de ceux de l'argent et du travail, entre autres.

La valeur argent des aliments ne peut donc servir de mesure précise ni de leur valeur nutritive, ni de leur utilité absolue, ni de leur importance dans le ravitaillement d'un peuple.

Ces variations continuelles, faibles en temps de paix, presque nulles en temps de prospérité, s'accentuent en temps de crise ; elles atteignent, au cours d'une guerre mondiale prolongée, une importance telle que les prix changent totalement de signification.

Dès que la production diminue, et surtout celle des produits considérés comme indispensables : blé, céréales, pommes de terre, lait, viande, graisses, la concurrence illimitée disparaît ; la demande devient supérieure à l'offre.

Les stocks visibles s'appauvrissent et même finissent par disparaître, amenant toute une série de phénomènes sociaux qui interfèrent et amplifient leurs effets.

On voit grandir peu à peu un malaise général. Des craintes apparaissent d'une disette prochaine. Quelques-uns, prévoyant la hausse des prix, se hâtent de constituer des réserves, accaparent. Le commerce, généralement mieux renseigné que les consommateurs et pro_ ducteurs sur la situation du marché, est le premier à constituer des stocks, à spéculer à la hausse. Les demandes augmentant, les offres diminuant, les prix s'élèvent, sur une catégorie de produits d'abord, puis, par répercussion, sur tous les autres. La satisfaction de l'ensemble des besoins devient plus difficile, les revenus et les salaires apparaissent insuffisants.

L'équilibre habituel rompu, la crise se développe. Chacun s'efforçant de conserver son alimentation traditionnelle, son train de vie, aucun ne renonçant aisément à ses habitudes, on voit ceux qui possèdent un capital se résigner à l'entamer, ceux qui ne possèdent pas réclamer des salaires plus élevés. Cahin, caha, par secousses successives, tous les prix montent, c'est la vie chère, de plus en plus chère.

Chez la plupart, les dépenses de luxe se restreignent, celles de première nécessité, la nourriture, absorbent une part de plus en plus grande des ressources. En même temps, les fortunes se déplacent; les richesses accumulées se mobilisent; elles passent des mains de leurs anciens propriétaires dans celles des producteurs et des commerçants du moment.

Plus les produits sont demandés et considérés comme nécessaires, et plus l'argent va à ceux qui peuvent les offrir.

On voit déjà de quelle complexité apparaît le problème de la vie chère!

Et nous n'avons envisagé jusqu'ici que les facteurs intervenant à l'intérieur du pays. Il en est d'autres, internationaux, plus importants encore.

Aux frontières, l'État intervient dans les échanges par les droits de douane qu'il impose, En les élevant, il restreint l'importation, diminue la concurrence, élève les prix; en les baissant, il augmente les arrivages, multiplie l'offre sur le marché intérieur et fait descendre les cours.

A cette action dont le gouvernement est maître, s'en ajoute une autre, beaucoup plus importante encore, sur laquelle il n'a pas prise, bien qu'il lui faille constamment s'en préoccuper.

L'argent n'a pas en effet la valeur fixe, stable, qu'on lui attribue communément. Si, dans l'intérieur d'un pays, la monnaie circule avec une valeur constante, celle-ci n'est que conventionnelle et gagée sur la richesse de l'État. A l'étranger, la monnaie de chaque gouvernement est une marchandise comme une autre dont la valeur varie avec l'abondance et plus encore avec la confiance qu'on lui accorde.

Un pays qui est obligé d'importer beaucoup doit livrer de sa monnaie en échange. A mesure qu'il s'appauvrit ainsi, sa monnaie se déprécie et il lui faut en fournir de plus en plus pour obtenir les produits qu'il désire. C'est là le phénomène du change, d'importance insignifiante en temps de paix pour les pays riches comme la France, mais susceptible de devenir très grave à la fin d'une guerre aussi sévère et aussi longue que celle-ci.

Ces causes internationales de la vie chère ont, comme nous le verrons, plus d'influence sur les prix que les causes intérieures auxquelles elles s'ajoutent.

Ainsi, les problèmes de l'alimentation et du ravitaillement touchent aux questions les plus complexes et les plus débattues de l'économie politique.

Il nous faut pourtant bien les esquisser ici pour avoir de ces problèmes une vue générale.

Si la monnaie n'était pas une valeur conventionnelle, précieuse seulement pour les échanges, si l'homme pouvait se nourrir directement d'or ou d'argent, ou encore si l'on voyait se réaliser les États-Unis du monde, et que la paix perpétuelle soit assurée définitivement, on pourrait peut-être confondre la valeur argent et la valeur réelle des choses, adopter sans réserves les prix comme base de toute bonne économie politique, appliquer intégralement les théories du libre-échange.

Chacun n'aurait qu'à produire le plus possible de ce qui lui conviendrait le mieux, de ce qui lui assurerait le maximum d'échanges, chaque pays n'aurait à se préoccuper que d'accroître sa fortune monétaire.

Mais comme cet idéal n'est pas très sûr, comme la réalité vient de lui donner un très cruel démenti, il est prudent de ne pas lui sacrifier des richesses plus certaines.

La fable du Coq et de la Perle ne date pas d'aujourd'hui. Que les denrées se raréfient, que la nourriture devienne insuffisante, même si la fortune est accrue, le moindre grain de mil ferait bien mieux notre affaire.

Tandis que producteurs et consommateurs ne voient en temps normal que leur bénéfice immédiat, tandis qu'ils ne considèrent que la valeur argent des choses, le rôle de l'État doit être à moins courte vue.

Il doit prévoir les crises probables, connaître aussi

exactement que possible les besoins réels de la nation, qui deviendront criants dès que le commerce ne pourra plus les satisfaire. Il doit mettre en balance la richesse en argent et la richesse réelle en nourriture mangeable, et pour cela conserver un heureux équilibre de toutes les productions nationales, au besoin en favorisant certaines, soit par l'organisation aux frontières des barrières que sont les douanes, soit par des primes à la production.

Mais, ce faisant, il diminue sa richesse, et par conséquent, il ne doit agir qu'à bon escient, dans la juste limite où l'intérêt général exige de conserver sur notre sol les ressources nécessaires.

Ce partage entre la protection et le libre échange, ce juste équilibre à conserver constamment au milieu de la variation incessante des prix sont une des charges les plus importantes et aussi les plus délicates de tout gouvernement.

Toute action, dans un sens ou dans l'autre, a les répercussions les plus complexes et les plus étendues; toute erreur peut se payer chèrement.

Ce n'est pas en ce moment, quand l'heureux équilibre de notre production agricole du temps de paix a permis la victoire, mais aussi quand les mesures imposées par la guerre ont troublé tous les marchés et créé dans le pays une instabilité, cause d'inquiétudes de toutes sortes, qu'il serait nécessaire, croyons-nous, de rappeler les théoriciens de l'économie politique au sens des réalités?

Pas plus que les bilans établis en calories par les

physiologistes, ceux calculés en argent par les économistes ne peuvent suffire à établir une exacte solution.

La question est d'ordre pratique et l'homme d'État doit tenir compte de toutes les données réelles, tant physiologiques qu'économiques, les départager avec sagesse et non s'inspirer des unes ou des autres exclusivement et *à priori*.

Dans l'impossibilité de connaître aujourd'hui les aspects économiques de la guerre, ignorant notre situation actuelle exacte, incapable de prévoir les traités de paix de demain et les conditions nouvelles qu'ils créeront au commerce, de plus, non spécialiste de ces difficiles problèmes, je me bornerai à réunir ici les documents disponibles, laissant au lecteur le soin d'y réfléchir et d'y chercher les directives futures de la politique française en matière d'alimentation et de ravitaillement.

Nous avons vu que les prix déterminent la production de la nourriture, ses échanges et son partage entre l'homme, les animaux, et l'industrie. Les statistiques actuelles sont insuffisantes pour nous permettre une évaluation à ce sujet.

Tout au plus, connaît-on, pour les principales denrées, les variations des prix ; quelques renseignements immédiatement utiles tels que la durée et les moyens de conservation, indispensables pour la constitution des stocks ; l'encombrement et le poids qui règlent les transports ; les frets et les changes qui conditionnent les courants d'échanges ; les statistiques établies par l'administration des douanes qui indiquent les chiffres des importations et des exportations, les pays d'origine et ceux destinataires.

Tout le reste est encore inconnu.

En un temps de crise, comme celui que nous finissons de traverser, quand il devient urgent de réglementer les échanges, de supprimer les importations inutiles ou même non absolument nécessaires, de contrôler étroitement les dépenses à l'étranger, de limiter les achats extérieurs aux produits indispensables, essentiels à la vie immédiate du pays, on assiste aux réclamations de tous les commerçants qui supportent malaisément d'être restreints, rationnés, surveillés, de tous les industriels qui font valoir les avantages de leurs productions respectives, qui plaident pour recevoir les matières qu'ils ont coutume de traiter, pour vendre librement celles qu'ils fabriquent. L'État, assailli de demandes, doit cependant faire un choix en se basant uniquement sur l'intérêt général ; il doit imposer sa volonté réfléchie. Cela lui fut difficile pendant cette guerre en l'absence de renseignements suffisants.

Cette expérience montre combien il est indispensable de multiplier les statistiques, les inventaires, les bilans de toutes sortes, de posséder plus de données qu'il en existe aujourd'hui, de pouvoir suivre la circulation des produits au cours de leurs nombreux déplacements, parmi toutes leurs transformations. Cela est aussi vrai pour les produits alimentaires que pour ceux de l'industrie.

Voici les données dont nous disposons actuellement.

En ce qui concerne les prix, nous possédons des renseignements précis sur leurs variations annuelles depuis 1857, par les évaluations de la Commission des valeurs en douane. Nous les reproduisons ici de 10 en 10 années et y ajoutons ceux de 1912 :

PRIX DU QUINTAL DE :	1857	1867	1877	1887	1897	1907	1912
	Fr.	Fr.	Fr.	Fr.	Fr.	Fr.	Fr.
Froment.	32	36	30,50	19,60	22,75	19,35	22,65
Farine de froment..	42	51,50	42,50	29,50	36	38,71	38,50
Seigle	21,33	19	19,50	12,50	15,75	16	17,20
Maïs.	18,67	15	15	13,10	13,25	16,50	16,90
Orge.	17,33	23	22	15,75	14,50	16	17,25
Pommes de terre.	7	6	9	5,50	7	10	9,50
Riz	40	50	41	35	26	25	29
Bœuf					63	67	75
Mouton					70	80	90
Porc					85	135	130
Viandes salées	100	125	175	120	130	190	190
Beurre.	235	290	305	230	270	300	310
Sucre raffiné.	80	77	82	38	32	32	51
Café.	145	150	207	207	136	102	195
Cacao	190	150	180	182	157	176	168
Fromages	140	155	165	135	134	165	190
Huile d'olive	129	134	175	129	57,60	110	132

La Statistique agricole de la France donne les prix moyens suivants pour la dernière année normale, 1913 et pour la moyenne des 20 années précédentes :

Prix du quintal de :	*1913.*	*1894-1913.*
	Fr.	Fr.
Froment.	27,43	22,69
Seigle.	20	16,63
Orge.	20,84	17,72
Sarrazin.	21,29	19,36
Maïs.	22,24	19,16
Farine.	38,56	32,55
Pain.	36	29

Prix du quintal de :	*1913.*	*1894-1913,*
	Fr.	Fr.
Viande de bœuf. . . .	183	164
— vache . . .	172	153
— veau. . . .	215	183
— mouton. . .	222	193
— porc. . . .	204	166

On voit déjà par ces quelques chiffres la grande variabilité des prix, et par suite leur infériorité sur les données physiologiques. Tandis que la valeur énergétique des aliments est un nombre constant, leur valeur monétaire change sans cesse.

Ces variations ne suivent d'ailleurs aucune règle simple.

Elles ne sont pas en rapport direct avec la valeur des terres, puisque trois estimations de la propriété non bâtie ont donné :

En :	*Valeur vénale.*	*Valeur locative.*	*Par hectare.*
	Milliards.	Milliards.	Fr.
1851-1853	61	1,8	38
1879-1881	91	2,6	53
1908-1912	61	2,0	41

Elles ne dépendent pas directement des variations de l'intérêt de l'argent, puisque les cours de la rente 3 p. 100 perpétuelle ont été depuis 1857 :

Années.	*Plus haut.*	*Plus bas.*
	Fr.	Fr.
1857	71,10	65,85
1867	70,75	65,25
1877	74,35	66,10
1887	82,90	76,00
1897	105,25	101,60
1907	96,20	93,75
1912	95,60	88,25

Elles ne suivent pas l'augmentation croissante des salaires ouvriers, puisqu'en calculant la moyenne des salaires journaliers des ouvriers de 34 professions exercées dans les chefs-lieux de départements, Paris excepté, on trouve, en faisant égal à 100 celui payé en 1900, 51 en 1853, 57 en 1857, 74 en 1873, 82 en 1880, 85 en 1885, 96 en 1896, 107 en 1906, 113 en 1910.

Il n'apparaît pas, quand on rapproche des prix les chiffres des récoltes, que l'abondance de celles-ci ait un effet plus marqué.

Les grands changements dans la politique commerciale ne suffisent pas non plus à donner une explication. La suppression des prohibitions d'importation et l'abaissement des tarifs douaniers de 1860, le retour à un régime plus protectionniste en 1881, puis en 1892 ne furent pas suivis de variations concomitantes des prix.

Pour analyser avec précision les causes de leurs changements, il faudra et tenir compte non seulement de tous ces facteurs nationaux et déterminer leur influence relative, mais aussi de toutes les conditions extérieures au pays.

Nous avons constamment considéré la France comme une unité indépendante et nous avons volontairement limité jusqu'ici notre étude à celle-ci pour ne pas rendre ce volume trop touffu. Mais, en fait, une nation n'est pas isolée ; elle ne peut rester étanche. Avec le développement de la production mondiale, les facilités croissantes du trafic, elle tend à devenir de moins en moins maîtresse de sa production, de son commerce, de sa richesse, à n'être qu'un département d'un État plus grand.

Chaque pays se laisse aller à cette nécessité dans la mesure où il croit y trouver avantage. Les États mal équilibrés, ceux dont l'industrie est insuffisante aussi bien que ceux où elle est exubérante sont volontiers libre-échangistes ; ce fut le cas de l'Angleterre quand elle ne songeait pas à utiliser son empire colonial et qu'elle demandait plus de moitié de sa nourriture à ses voisins.

Mais quand l'agriculture et l'industrie ont trouvé leur juste équilibre, quand la richesse nationale est exploitée au mieux, quand elle se partage heureusement et suffit aux principaux besoins du pays, l'Etat tend à conserver cette avantageuse situation, à la protéger contre les à-coups venant de l'extérieur et il devient protectionniste.

La France a fait l'expérience des deux systèmes. Sans remonter aux oscillations de sa politique douanière en des temps qui ne correspondaient nullement à la situation mondiale actuelle, on peut rappeler qu'en 1860, sous l'influence des économistes de l'École de Manchester, elle abaissa d'un coup tous les droits de douane. Le résultat, complexe bien entendu, fut, semble-t-il malheureux dans l'ensemble. Il le devint surtout après 1870, quand les charges de la guerre rendirent plus difficile la lutte de notre production contre la concurrence étrangère. Il fallut relever les tarifs ; on le fit faiblement et partiellement en 1881, puis d'une manière plus coordonnée en 1898.

« La philosophie de notre tarif, déclarait alors M. Méline, rapporteur de la Commission parlementaire, consiste à soutenir les cours de façon à donner à ceux qui voient baisser leurs bénéfices, le maintien de prix rémunérateurs ».

Les droits sur les produits agricoles représentèrent 10 à 20 p. 100 de leur valeur.

C'est ce régime qui fonctionnait au moment de la guerre. Nous verrons plus loin les nombreuses modifications qu'elle obligea d'y apporter.

La France essayait donc comme tous les autres pays d'ailleurs, de conserver son autonomie économique. Les variations des prix montrent bien qu'elle n'y réussissait pas complètement.

Un État défend l'équilibre de sa production contre les perturbations étrangères par des droits frappant les produits à leur entrée dans le pays, mais la fixation de ces droits est toujours chose difficile et délicate.

Faut-il taxer les produits d'après leur valeur ou d'après leur poids, après avoir établi de multiples catégories ? Le premier système permet trop de fraudes, le second oblige à une complexité de tarifs, d'un usage difficile, et qui ne peut répondre à toutes les situations réelles, ni suivre leur évolution.

Les traités de commerce particuliers avec chaque pays, tenant compte de la situation différente de chacun d'eux, paraissent parfaits au premier abord, mais provoquent l'entrée des produits des pays les moins favorisés par les frontières où les droits sont les plus faibles.

Les tarifs généraux, applicables à tous les pays sans exception, ne tiennent pas compte des particularités de chacun et empêchent de profiter des avantages spéciaux que certains peuvent offrir.

Les traités fixant des droits immuables ne permettent pas de suivre les fluctuations du marché mondial et lient dangereusement les contractants.

Pour régler au mieux toutes ces difficultés, la France a adopté le système douanier du double tarif autonome. Les marchandises sont divisées en nombreuses catégories et dans chacune tarifées au poids.

Un premier tarif, fort, est appliqué à tous les pays qui n'ont pas signé de traité de commerce spécial; un deuxième, plus faible, dit clause de la nation la plus favorisée, est accordé à toutes celles qui acceptent un traité particulier. Les traités assurent un tarif minimum, mais sans lui fixer un chiffre immuable. A tout instant, le Parlement reste libre de changer le montant du tarif minimum qu'on devra seulement appliquer simultanément à tous les contractants.

Chaque État, pour aider son industrie, s'applique à favoriser l'entrée des matières premières plutôt que celle des produits fabriqués; il rend moins lourds les droits sur les premières, et même les supprime totalement, quand les produits transformés doivent être réexportés. Il accorde alors l'admission temporaire, exempte de droits, soit dans les ports francs, soit dans des entrepôts, soit même dans les usines. Dans ce dernier cas, il fait parfois payer les droits à l'entrée, qu'il rembourse à la sortie.

Lorsque, par suite d'un changement imprévu dans la situation des marchés, les engagements internationaux risquent de gêner trop certaines productions intérieures, l'Etat dispose encore de primes à la production

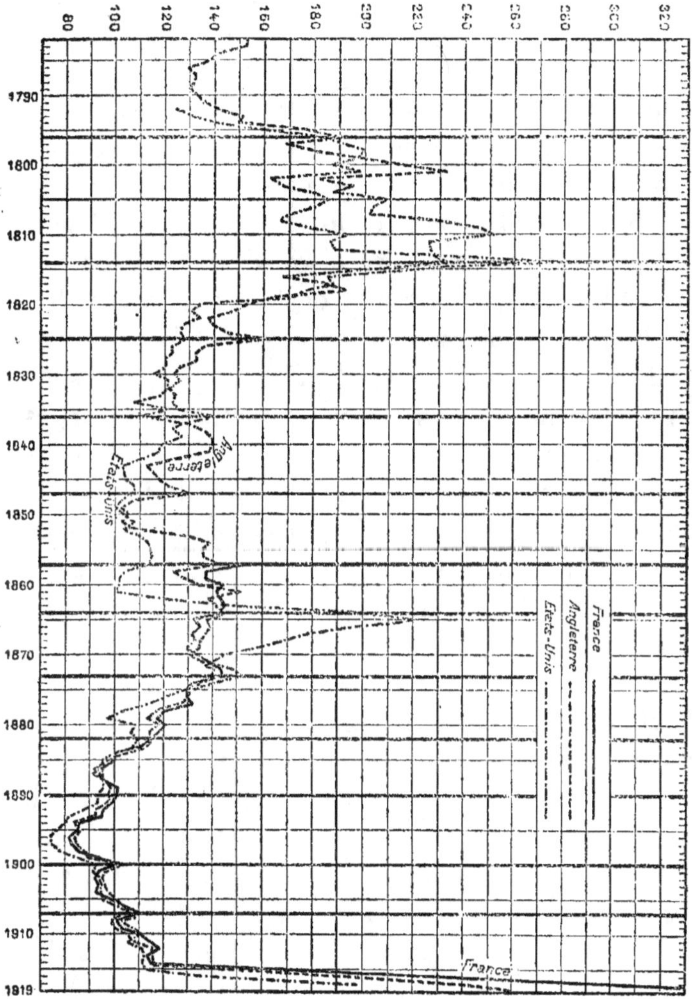

Mouvement général des prix en France, en Angleterre et aux États-Unis
depuis plus d'un siècle. Les traits épais indiquent les années de crises.

qu'il accorde à celles qui ont besoin d'une protection temporaire supplémentaire. La France en accordait avant la guerre, notamment à la construction et à la navigation maritimes, à la sériciculture, etc. Ces primes ont sur les douanes l'inconvénient d'être onéreuses pour l'État au lieu de lui fournir une rentrée d'argent.

On voit à quelle complication aboutit pour chaque pays la nécessité de protéger sa richesse, d'amortir les à-coups étrangers qui viennent constamment la troubler.

S'il pouvait y prétendre complètement, les prix ne dépendraient plus que de la production intérieure; chacun serait comme une citadelle sans contact, sans échanges avec l'extérieur. Qui ne voit que ce protectionnisme excessif, outrancier, ce prohibitionnisme est impossible. Pendant cette guerre, les Empires centraux se sont trouvés de fait dans cette situation. Leur production ne pouvant couvrir tous leurs besoins, on sait ce qui en est résulté.

Mais si l'État ne peut et ne doit chercher qu'à amortir les fluctuations étrangères, celles-ci influent donc sur les prix. C'est ce qui explique la signification très complexe des variations de ces derniers. Qu'il en soit bien ainsi, un simple coup d'œil sur le graphique ci-contre, emprunté au *Bulletin de la Statistique de la France* suffit à le montrer.

On y voit que les prix suivent en même temps des variations du même ordre dans les trois grands pays considérés : France, Angleterre, États-Unis; il en serait ainsi dans tous les autres qui sont en rapports suivis.

Que les uns ou les autres soient en guerre, les prix montent partout. Les guerres de la Révolution et de l'Empire ont eu leur répercussion aux Etats-Unis, la guerre de Sécession en Europe, celle de 1870 en Angleterre et aux Etats-Unis. Tous les pays apparaissent étroitement solidaires.

A côté de ces grandes perturbations, on en voit beaucoup d'autres qui ne correspondent pas à des conflits armés, mais à ce que l'on appelle les crises économiques.

Pour les comprendre, il nous faut pénétrer plus avant encore dans la science économique.

Le prix n'est que la représentation en monnaie de la valeur réelle des choses, de la peine qu'il a fallu pour les produire, de la nécessité où nous sommes de nous les procurer. Mais les valeurs relatives de la monnaie et des choses changent constamment.

Echanger du blé contre de l'or est une opération avantageuse, de l'avis de tous, mais qui l'accepterait sur le radeau de la *Méduse* ?

En temps normal, la monnaie d'or est bien la valeur internationale d'échange, mais seulement parce qu'il est établi qu'elle a une valeur fixe, stable, admise par tous les États. Ceci n'est cependant pas exact. Un pays qui possède des mines d'or peut en extraire du précieux métal avec une dépense moindre que la valeur qu'il représente ; il dispose alors d'un grand pouvoir d'achat, à moins qu'il accumule sa richesse métallique. Mais s'il jette brusquement tout cet or sur le marché, le prix de l'or baissera, comme celui de toute autre marchandise surabondante. On l'a bien vu quand on a découvert presqu'en même temps les mines de Californie et d'Australie.

Pour éviter cette première cause de variations, tous les pays ont stabilisé la valeur de l'or en le transformant en monnaies. Celles-ci, marquées, estampillées par chaque État fabricant, ont alors une valeur conventionnelle fixe, adoptée par tous, qui permet de pratiquer les échanges internationaux sans aléas. Mais cette valeur conventionnelle dépend de la confiance qu'on lui accorde.

Or, tous les pays émettent comme valeurs d'échange, non seulement des pièces d'or, mais aussi des pièces d'autres métaux : argent, nickel, cuivre et, en bien plus grande proportion, des papiers : billets de banque, chèques, lettres de change, virements. La valeur de ceux-ci est beaucoup plus conventionnelle que celle de l'or. Si le pays est riche, prospère, si l'on sait qu'il peut faire honneur à ses signatures, on lui accorde un large crédit et l'on accepte toutes ses valeurs : métaux, papiers, au prix nominal qu'il leur a fixé. Mais que ce même pays périclite, que, même sans entrer en guerre, il subisse une grave crise intérieure : révolution, épidémie meurtrière, grèves, mauvaises récoltes, etc., la confiance qu'on lui fait diminue ; on refuse ses papiers ou tout au moins on les suspecte et on ne les accepte plus que pour une valeur diminuée. C'est là le phénomène du change.

En outre, les produits qu'on se procure grâce à la monnaie sont d'inégale importance. Si la richesse diminue, si la monnaie devient rare, on réduit ses achats de luxe d'abord, de simple utilité ensuite pour ne conserver que ceux immédiatement indispensables.

Les besoins de nourriture, étant seuls urgents et à peu près incompressibles, la valeur relative des aliments augmente la première, entraînant à sa suite la hausse des salaires, puis de tous les autres prix.

Le prix des denrées ne représente donc à peu près leur valeur réelle que dans les périodes prospères, où la confiance règne partout, où l'argent abonde, où les aliments sont à profusion. Alors seulement, les prix sont en rapport avec les facteurs nationaux : la valeur de la terre et son loyer (qui tendent d'ailleurs à baisser dans ces conditions), le travail qu'il a fallu pour les produire (dont le salaire ne fléchit guère). Les marchés étrangers sont alors tenus en équilibre par les droits de douane établis.

Mais qu'un accident se produise n'importe où, l'équilibre est rompu. Si c'est dans le pays même, la confiance diminue aussitôt, l'argent se cache, les marchandises sont mises en réserve, la spéculation s'y ajoute et bientôt une panique se déclare, aggravant les effets de la perturbation primitive. Si c'est dans un pays étranger, la baisse de son change annihile l'effet des tarifs protecteurs et son trouble gagne le marché intérieur. Il existe des crises dues à un manque de production; il en est d'autres causées par l'excès d'une période de croissance; on en voit suivre une augmentation prolongée des entrées ou des sorties des marchandises aussi bien que de l'or.

Cet état est au monde entier ce que la maladie est à un individu; c'est une période anormale provenant d'un trouble d'équilibre quelconque, qui se reproduit de temps en temps et se résoud chaque fois par une crise : faillites, ralentissement du travail et du commerce, etc., d'où tous les pays sortent plus ou moins affaiblis.

L'examen de la courbe des prix depuis un siècle montre ces variations de la situation économique et politique à laquelle aucun État ne peut plus échapper. Elle montre aussi la perturbation formidable que la guerre a apportée depuis cinq ans. Les prix baisseront cette fois-ci comme les précédentes, mais avec d'autant plus de secousses et de difficultés de toutes sortes que la montée a été plus prodigieuse et plus rapide.

Pour nous rendre compte de l'évolution de la crise que nous traversons, nous indiquerons ici la marche de l'augmentation des prix en France pendant cette guerre, d'après les relevés du Service d'observation des prix.

A Paris, les prix moyens de vente au détail d'une coopérative de consommation ont été :

PRIX (EN CENTIMES) DE :	UNITÉ	JUILLET 1914	JUILLET 1915	JUILLET 1916	JUILLET 1917	JUILLET 1918	MARS 1919
Pain blanc	*kg.*	40	42,5	42,5	45	45	45
Farine de blé	—	60	60	60	70	70	70
Bœuf, plates-côtes	—	170	230	200	320	360	500
— bifteck	—	380	500	500	800	780	1.000
Mouton, poitrine	—	180	240	240	400	480	700
— gigot entier	—	320	400	380	520	800	1.000
Veau, poitrine	—	220	260	260	400	400	650
— quasi désossé	—	360	420	420	600	760	1.050
Porc, échine	—	400	420	460	640	840	920
— jambonneau	—	260	280	300	420	480	520
— lard gras	—	320	360	400	560	700	850
— saindoux français	—	300	340	360	600	660	820
Beurre frais	—	380	480	480	800	920	1.240
Gruyère	—	280	360	600	920	880	1.200
Œufs	12	150	200	240	360	495	420
Lait	*litre.*	25	30	40	50	60	80
Pommes de terre	*kg.*	25	20	—	40	60	52,5
Riz	—	90	90	100	280	250	110
Haricots blancs suisses	—	—	100	120	180	—	225
Lentilles	—	—	140	200	—	260	260
Sucre cassé	—	75	125	130	170	205	210
Huile blanche	—	180	210	300	560	640	640
Vin ordinaire	*litre.*	45	35	85	110	160	180
Bière de ménage	—	20	30	30	55	95	100
Cidre de ménage	—	25	25	35	45	—	—

En considérant seulement les quantités des produits les plus importants : pain, viande, lard, beurre, œufs, lait, fromage, pommes de terre, haricots, sucre, huile, pétrole, alcool à brûler, que consomme une famille ouvrière de 4 personnes, on a pu établir les augmentations suivantes du coût de la vie :

A Paris :			*Dans les chefs-lieux de départements et villes de plus de 1.000 habitants :*			
1915	Janvier. . . .	22 p. 100				
	Avril.	16 —				
	Juillet	22 —	1913	1er trimestre. .		2 p.100
	Octobre . . .	20 —	1914	3e	—	0 —
1916	Janvier. . . .	37 —	1915	1er	—	10 —
	Avril.	35 —		3e	—	23 —
	Juillet	32 —	1916	1er	—	33 —
	Octobre . . .	38 —		2e	—	37 —
1917	Janvier. . . .	39 —		3e	—	42 —
	Avril.	47 —		4e	—	46 —
	Juillet	83 —	1917	1er	—	54 —
	Octobre . . .	84 —		2e	—	71 —
1918	Janvier. . . .	91 —		3e	—	84 —
	Avril.	118 —		4e	—	100 —
	Juillet	106 —	1918	1er	—	112 —
	Octobre . . .	137 —		2e	—	133 —
1919	Janvier. . . .	148 —		3e	—	144 —
	Février. . . .	126 —		4e	—	160 —
	Mars.	148 —	1919	1er	—	178 —

On voit qu'à partir du moment où l'épuisement des stocks précipite la hausse, où l'on se rend compte que la guerre va durer, où la menace sous-marine se dessine, où la circulation du papier-monnaie augmente, vers la fin de 1916, l'augmentation des prix s'accentue nettement. Elle est depuis constamment plus grande dans les villes de province qu'à Paris.

Cette élévation des prix n'est pas particulière à la France. On l'observe dans tous les pays, belligérants ou non. Plus rapide en Angleterre, elle s'y est stabilisée plus vite à un maximum qui ne dépasse que légèrement la hausse observée à la fin des guerres de l'Empire. Aux États-Unis, elle arrive au maximum atteint pendant la guerre de Sécession. En Italie, elle dépasse la hausse observée en France, en partie à cause du change plus défavorable. En Suisse, elle n'est pas moins marquée.

L'augmentation du prix des denrées exprimée dans chaque pays par les prix de vente au détail ne correspond pas exactement à celle qu'on observe sur les marchés

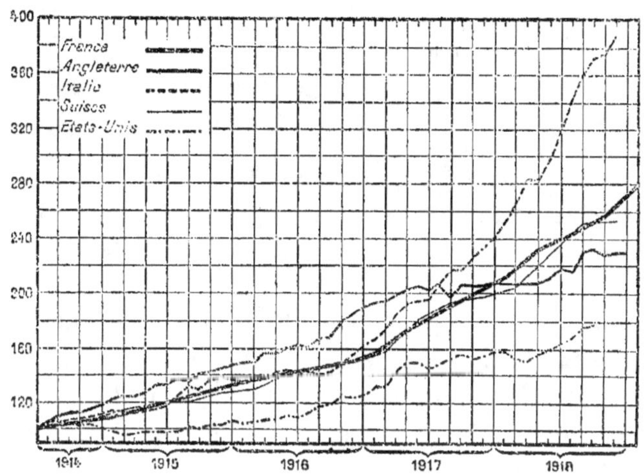

Variations des prix de détail pendant la guerre.

étrangers, à cause des mesures prises par chaque État pour enrayer la hausse des produits indispensables, notamment du blé, des farines et du pain.

La situation exacte est fournie par les cours d'achat dans les centres exportateurs.

En voici quelques-uns notés en shillings et pence pour les produits les plus importants :

PRODUITS :	UNITÉ DE POIDS :	31 DÉC. 1913	29 DÉC. 1914	29 DÉC. 1915	29 DÉC. 1916	28 DÉC. 1917	27 DÉC. 1918
Blé	quarter de 480 lb.	31/1	43/3	53/10	74/8	71/1	72/4
Orge.	— 400 lb.	26/2	29/9	47/2	67/3	57/7	62/3
Maïs.	— 480 lb.	24/0	31/0	46/0	66/9	75/0	90/0
Riz	cwt.	7/9	17/0	18/0	23/6	28/3	28/3
Farine.	280 lb.	26/6	41/0	50/0	59/0	44/3	44/3
Bœuf.	8 lb.	4/2	5/0	5/6	7/7	8/4	9/6
Fromage.	cwt.	80/0	83/0	97/0	136/0	152/0	165/0
Sucre.	—	17/0	31/0	40/6	47/1	53/9	64/9
Café.	—	44/3	41/0	40/6	50/1	65/0	97/6
Thé	lb.	-/5	-/7	-/6	-/8	2/8	1/4
Cacao	cwt.	61/6	76/0	89/0	67/0	91/0	85/0

1 quarter = 2 hl. 9; 1 lb = 453 g.; 1 cwt = 50 kg. 8.

Nous ne reviendrons pas sur les multiples raisons de
ce renchérissement. Nous puiserons seulement dans les
renseignements économiques disponibles en France
quelques données qui peuvent servir à éclairer et compléter le tableau de cette crise formidable.

On sait que tous les gouvernements sont largement
intervenus pendant cette guerre pour essayer de remédier aux conséquences innombrables de tous les troubles
économiques qu'elle causait. Ils l'ont fait avec une
énergie sans autre exemple dans l'histoire, supprimant
la liberté commerciale, réglementant autant qu'il était
en leur pouvoir la production, la consommation, les
échanges, les prix, intervenant dans tous les marchés,
aussi bien quand il s'agissait des aliments et des produits de première nécessité que des échanges moné-
taires.

On sait que la France a rapidement retiré l'or de la

circulation intérieure et l'a totalement remplacé par du papier : billets de banque, bons et obligations de la Défense Nationale. Toutes les monnaies d'or détenues par les particuliers ont été réclamées, ramassées et versées à la Banque de France qui a ainsi augmenté son encaisse métallique. Une partie a servi à payer des achats à l'étranger et à maintenir le cours du change quand il tendait à trop baisser. Mais ce n'a été qu'une petite partie, la plupart des paiements extérieurs étant faits en papier : titres étrangers revendus dans leurs pays d'origine, emprunts extérieurs, avances et prêts des États et des banques alliés ou neutres.

L'autre, la plus grande, est encore dans les caves de la Banque de France, destinée à maintenir la confiance dans le crédit de l'État, à empêcher les craintes qui pourraient se faire jour, à arrêter une panique s'il s'en produisait.

Malgré cela, l'équilibre entre l'encaisse d'or et la circulation des billets a été complètement rompu. Alors qu'en juin 1914, il y avait en France 4 milliards d'or à la Banque pour 6 milliards de billets en circulation, soit 67 p. 100, en décembre 1918, on ne comptait que 3.440 millions d'or pour plus de 30 milliards de billets, soit seulement 11 p. 100. A cela, il faudrait ajouter l'augmentation croissante des dépôts en banque, passés de 6,6 millions en 1913 à 10,8 le 30 Juin 1918, et des créances en portefeuille.

Cette énorme circulation fiduciaire n'est plus gagée que sur la richesse acquise de la France ; c'est dire que celle-ci a diminué d'autant.

L'examen des finances de l'État conduit aux mêmes conclusions : le budget annuel est passé de 5 à 43 milliards, soit une augmentation de 724 p. 100, la dette de 32 à 162 milliards, soit une augmentation de 392 p. 100; le service de la dette qui exigeait par an avant la guerre 1.325 millions de francs s'élevait à la fin de 1918 à 7.125 millions.

En un mot, la France a vécu en partie pendant la guerre sur son capital accumulé, elle s'est appauvrie. Rien d'étonnant donc à trouver son crédit diminué, son change en baisse.

Nos exportations réduites, nos importations renforcées auraient suffi à elles seules à provoquer l'affaissement de ce dernier. Tous ces phénomènes sont d'ailleurs étroitement liés.

La confiance dans notre richesse, l'espoir que le monde avait mis dans notre cause, puis les succès de nos armes, la collaboration de l'Angleterre, l'aide des Etats-Unis, l'apport d'argent qu'a représenté la vie de leurs troupes en France, ont maintenu notre change à un taux beaucoup plus élevé que celui de nos adversaires, et ont ainsi contribué puissamment à notre victoire.

La livre sterling qu'on prend généralement comme base, vaut au pair 25 fr. 22. Son cours en France a subi pendant la guerre les variations suivantes :

Années.	Moyenne.	Plus haut.	Plus bas.
1914	25,13	25,42	24,99
1915	26,46	28,20	25,08
1916	28,05	29,00	27,71
1917	27,47	27,83	27,15
1918	26,78	27,26	25,80

A New-York, elle vaut au pair 4,86 5/8 dollars. Son cours moyen, de 4,94 en 1914, est descendu à 4,73 en 1915, à 4,766 en 1916, à 4,764 en 1917, à 4,766 en 1918.

Les pays neutres ont naturellement joui d'un change élevé par rapport aux pays belligérants; même ceux dont le change est normalement au-dessous du pair, l'ont dépassé par rapport aux alliés.

La livre anglaise a baissé en Suisse et en Espagne, de 25,22 qu'elle vaut au pair aux cours moyens suivants :

	1914	1915	1916	1917	1918
Suisse (*en francs*) . .	25,32	25,39	24,89	22,70	20,77
Espagne (*en pesetas*).	25,65	24,89	23,86	21,12	19,37

L'armistice a diminué ces écarts et ramené tous les changes vers le pair. Le 10 mars dernier, l'Angleterre ayant repris sa liberté vis-à-vis de ses alliés en ce qui concerne le change, le nôtre a fléchi de nouveau. Nul doute cependant, qu'après divers aléas, qu'il faut souhaiter les moins nombreux et les moins grands possibles, il finira par revenir sensiblement au pair, quand la crise actuelle sera liquidée.

Heureusement d'ailleurs, car la baisse du change a le plus fâcheux effet; elle augmente le prix de tous les produits importés en même temps qu'elle pousse à l'exportation de la production intérieure, au moment où celle-ci est insuffisante pour la consommation; par là, elle est une des causes les plus graves de l'élévation des prix, de la cherté de la vie.

Nous ne voulons pas nous étendre sur tous ces faits de pure économie politique qui débordent le problème de l'alimentation et du ravitaillement et qui nous entraîneraient à établir le bilan entier de la guerre, à faire l'inventaire de la situation de la France. Une telle enquête est extrêmement difficile; elle dépasse de beaucoup nos moyens et notre savoir.

Nous avons seulement essayé de montrer, par quelques indications et quelques chiffres, toute la complexité du problème qui nous intéresse spécialement, d'indiquer les multiples points de vue auxquels il convient de l'envisager, de faire sentir comment toute solution qui paraît simple au premier abord peut avoir des conséquences nombreuses et inattendues et combien toute intervention doit être pesée et réfléchie en pareille matière.

CHAPITRE III

LE RAVITAILLEMENT PENDANT LA GUERRE

Nous avions d'abord pensé à réunir au même endroit de ce livre tous les renseignements relatifs à la période de guerre et à les présenter groupés.

A la réflexion, nous avons préféré les introduire dans chaque chapitre à la suite des données correspondantes du temps normal, afin de permettre des comparaisons immédiates.

C'est ainsi qu'on a déjà pu se rendre compte des besoins essentiels du pays en nourriture, de la diminution de notre production, du déséquilibre de notre commerce, de la hausse consécutive des prix. A ces constatations basées sur les chiffres des statistiques, il convient d'ajouter le tableau plus détaillé des nombreux problèmes particuliers qui se sont posés l'un après l'autre, des multiples difficultés rencontrées et franchies.

Puisque l'Etat est intervenu énergiquement pour remédier au trouble immense apporté par la guerre à la production et aux échanges, puisqu'il a pris peu à peu

en main le ravitaillement tout entier, le mieux nous
paraît être de suivre d'abord au jour le jour les mesures
législatives et administratives par lesquelles il s'est
efforcé d'assurer notre nourriture, mesures qui se sont
succédé sans interruption pendant quatre ans, à mesure
que la situation alimentaire se modifiait.

Laissant systématiquement de côté les discussions
purement théoriques sur le droit qu'a l'Etat de restreindre en temps de crise les libertés du producteur,
du consommateur et du commerçant, droit qui nous
paraît ne faire aucun doute, mais demande seulement à
être exercé avec une grande sagesse et une compétence
très étendue, nous nous bornerons à faire suivre l'énumération des lois, décrets, arrêtés et circulaires relatifs
au ravitaillement de quelques commentaires rappelant
la situation du moment, les discussions qui s'élevèrent
alors, quant à leur efficacité pratique, et aussi les desi-
derata qu'on peut exprimer aujourd'hui, après coup, en
jugeant de leurs effets.

Nous avons déjà dit quelles difficultés le gouvernement a rencontré à bien agir, combien de renseignements
lui manquaient — et manquent encore — pour bien
envisager chaque question et lui trouver la meilleure
solution. Il fallait constamment agir vite, sans attendre.

Rien d'étonnant qu'on constate dans notre politique
des vivres des oublis, des lacunes, des erreurs même ;
que les décisions se suivent, parfois contradictoires ; que
certaines mesures aient dû être rapportées, modifiées,
corrigées, quand elles montraient de trop graves imper-
fections.

Nous les signalerons ici sans esprit de vaine critique, car il est trop facile, en vérité, d'apercevoir, après qu'ils ont produit leurs effets, les défauts de ces actes nécessairement urgents, rapides. Ils doivent seulement, dans notre esprit, aider à l'examen critique des théories économiques, montrer l'insuffisance de notre savoir actuel, signaler les données nouvelles qui restent à acquérir, servir de leçons pour l'avenir.

LES INTERVENTIONS DE L'ETAT

Elles sont aisées à suivre dans les quatre volumes du Recueil publié par les soins du Ministère du Ravitaillement.

1914. — Dès avant la déclaration de guerre, la veille de la mobilisation de l'armée, deux décrets du 31 juillet 1914 suspendirent les droits de douane sur le froment, les farines et le pain. Les jours suivants de nouveaux décrets étendirent cette mesure à l'orge, à l'avoine, aux légumes secs (haricots et lentilles), aux viandes salées (2 août), au maïs en grains (4 août).

Le 5 août, un décret prohibait la sortie de France des laits, naturel ou concentré, et des sucres ; le 30 septembre, s'y ajoutait l'interdiction d'exportation des betteraves à sucre.

Le 6 août, une Commission était nommée au Ministère du Commerce pour réunir toutes les informations concernant les ressources, venant de l'extérieur, destinées à l'approvisionnement.

Le 8 septembre, un décret créait un service chargé de concourir au ravitaillement de la population civile en facilitant l'importation et la répartition des denrées essentielles à son alimentation. M. Chapsal en était nommé directeur.

Ce nouveau service avait pour mission de rechercher et d'évaluer les ressources existantes en denrées et marchandises essentielles à l'alimentation.

A cet effet, il devait faire connaître aux autorités les centres d'approvisionnement ou de dépôt et intervenir pour faciliter le transport et la répartition des ressources, selon les besoins de la consommation. Il devait procéder à des enquêtes et au recensement des entrées et sorties de marchandises, principalement dans nos ports, veiller à la reconstitution des stocks au fur et à mesure de leur épuisement et se préoccuper des quantités à importer, en un mot centraliser tous les renseignements et prendre toutes les mesures de nature à concourir au ravitaillement de la population civile. Deux sections y étaient créées, l'une pour les grains, farines et fourrages, l'autre pour toutes les autres denrées.

Dès ce moment, il aurait fallu adjoindre à ce service une Commission de physiologistes pour évaluer les besoins réels et une Commission de techniciens pour connaître l'intérêt véritable des diverses utilisations des denrées. Cette lacune, dont on se rend compte aujourd'hui, fit que ce service, qui a continué de fonctionner pendant toute la guerre, manqua de bases précises pour le rationnement et le contingentement et commit souvent l'erreur de confondre la valeur monétaire des produits, alors qu'elle s'altérait de plus en plus, avec leur valeur nutritive.

Le 13 août, un décret, suivi de deux autres en date des 10 octobre et 12 novembre, convertis en loi le 10 avril 1915, assura la garantie de l'Etat contre les risques de guerre, aux cargaisons des navires à laquelle s'ajouta la fixation d'une prime d'assurance ne pouvant dépasser 5 p. 100. La garantie portait en outre sur 80 p. 100 de la valeur du navire, à la condition qu'il soit assuré d'autre part contre les risques ordinaires de navigation jusqu'à concurrence de 25 p. 100.

Ce fut tout pour la première année de guerre. On sait aujourd'hui que ce fut insuffisant. On ne pensait pas que la guerre pût durer longtemps; l'opinion publique répugnait à considérer la continuation du massacre, elle croyait à l'impossibilité de la prolongation d'une pareille crise. On trouve constamment dans les journaux de l'époque, dans les études des économistes et jusque dans les discussions sur le ravitaillement à l'Académie d'Agriculture cette conception généralement admise que la paix était proche, que toute mesure de précaution serait suceptible d'attenter à la confiance du pays, de le discréditer à l'extérieur, de faire croire à son épuisement.

Bien rares étaient ceux qui prévoyaient que notre seule chance de salut était dans la prolongation de la bataille, dans la lutte économique jusqu'à l'épuisement, bien plus que dans le succès des armes !

Combien nous auraient été utiles des mesures assurant la constitution de vastes stocks, l'achat aux colonies et à l'étranger de toutes les denrées disponibles, une stricte économie dans notre consommation !

En 1915, l'Allemagne commençait déjà sagement à se rationner tandis que nous riions de son Kriegsbrot; l'Angleterre constituait son Food War Committee que nous n'avons imité qu'aux derniers mois de la guerre, beaucoup trop tard.

1915. — La récolte de 1915 montra une diminution de la superficie cultivée, de la production et du rendement. Le 16 octobre, l'Etat intervint pour la première fois, en ce qui concerne le pain par une loi et deux décrets.

La loi disait que les préfets peuvent pourvoir par voie de réquisition à l'approvisionnement en blé et en farine de la population civile, dans les mêmes formes que les réquisitions militaires, moyennent une indemnité qui ne peut être supérieure à 30 francs par 100 kilos pour les blés pesant 77 kilos à l'hectolitre et ne contenant pas plus de 2 p. 100 de corps étrangers ; une variation de prix de 1 p. 100 était prévue pour chaque kilo de différence du poids à l'hectolitre et pour chaque 1 p. 100 de corps étrangers. Un crédit de 120 millions était voté pour ces opérations.

L'un des décrets déléguait aux préfets le droit de fixer le prix des farines, qui ne pouvait dépasser celui résultant d'une extraction à 74 p. 100 du blé défini par la loi. Les meuniers ne devaient plus fabriquer qu'une seule sorte de farine, la farine entière, sans remoulages ni sons. L'autre rétablissait les droits d'entrée sur le froment, les farines et le pain et la loi fixait les dépenses pour achats à l'étranger à 209 millions.

L'instruction aux préfets qui suivit la promulgation de la loi leur enjoignit de faciliter de préférence les tractations amiables et leur expliqua le mécanisme de la taxation du blé et de la farine.

On peut affirmer aujourd'hui que cette mesure fut malheureuse. La taxation n'atteignait que le blé, la farine et le pain, tandis que la production de toutes les autres denrées restait libre ; il eût fallu, pour encourager la culture du froment, lui fixer un prix plus avantageux que ceux de tous les autres produits. Or, la taxation à 30 francs au maximum, si elle correspondait à peu près à l'élévation des prix au moment où elle fut prise, devint nettement inférieure aux prix librement pratiqués au moment de la récolte. Aussi cette première loi eut-elle pour effet de diminuer les surfaces ensemencées en froment, de pousser à la distribution du blé aux animaux, en même temps que le rétablissement des droits de douane restreignit les importations possibles. La fin de l'année 1915 vit l'organisation du service de ravitaillement civil se parfaire par la création de trois sections : commerciale, administrative et de comptabilité (arrêté du 23 octobre) sans qu'il fût question d'un organe de documentation physiologique, statistique et technique.

Le 30 décembre, un décret fixa le prix maximum de la farine dans les départements de la Seine et de Seine-et-Oise à 40 fr. 75 les 100 kilos pris au moulin, à 41 fr. 40 rendus à la boulangerie. C'était la conséquence de la taxation du blé.

Le premier prix maximum fixé, les autres devaient suivre. C'est ce qu'on vit au début de 1916.

1916. — Le 14 mars 1916, un rapport reconnaissait l'erreur de la taxation du blé à 30 francs et, pour encourager les semailles, un nouveau décret élevait le prix des blés de printemps à 33 francs.

Le 17 avril, une loi autorisa la taxation et la réquisition de l'avoine, du seigle, de l'orge, des sons et des issues; le 20 une autre étendit cette autorisation au sucre, au café, aux pommes de terre, au lait, à la margarine, aux graisses alimentaires, aux huiles comestibles, aux légumes secs, aux engrais.

Le 30 octobre, une troisième l'appliqua aux beurres, fromages et tourteaux. Dans chaque département, les prix devaient être fixés par le préfet, après avis d'un Comité consultatif.

Ces mesures étaient nécessaires à la fois pour enrayer la hausse des denrées alimentaires, empêcher les spéculations et pour éviter que la culture du blé, seul taxé jusqu'alors, fut abandonnée pour d'autres récoltes plus rémunératrices; elles n'avaient que le défaut d'être tardives.

En vertu de ces lois, le prix maximum de l'avoine fut fixé par décret le 2 mai à 28 francs les 100 kilos pour la blanche, à 29 francs pour la noire et la grise. Le 18 mai, ces prix à la consommation furent portés à 30 et 31 francs.

Le 10 janvier, un arrêté avait institué une commission chargée d'évaluer les stocks de sucre disponibles et de contrôler les prix. Le 6 février, elle fournit au ministre les éléments d'une circulaire aux préfets fixant le prix minimum de la tonne de betteraves à 7° 5 à 47 francs, avec majoration de 60 centimes par dixième de degré supplémentaire; le 2 mars, furent prohibées les entrées en France de sucres d'origine étrangère. Le 13 mai, un décret fixa un prix maximum de 103 fr. 60 les 100 kilos pour le sucre cristallisé ou granulé, de 116 francs pour le sucre en morceaux, de 118 francs pour le sucre en pains, de 121 fr. 50 pour le sucre raffiné, cassé, rangé en boîtes, prix élevés respectivement à 119, 127,50, 131 francs par le décret du 30 septembre.

La fin de l'année agricole approchant et la soudure avec la prochaine récolte étant difficile, une loi du 25 avril éleva le taux d'extraction de la farine de 74 à 77 p. 100. Elle interdit d'employer pour l'alimentation du bétail et des chevaux le blé et ses dérivés propres à l'alimentation humaine. Le décret du 27 juin qui la compléta, prescrivit le recensement des besoins des biscuiteries et fabriques de semoules et interdit l'emploi du blé tendre pour la fabrication des pâtes alimentaires.

Une loi du 29 juillet porta le taux d'extraction de 77 à 80 p. 100 et fixa à 33 francs l'hectolitre le prix maximum de la récolte.

Le 3 août, un décret taxa le son à 18 francs les 100 kilos.

La diminution de la production nationale de sucre de betteraves, obligeant à importer des quantités considérables de sucres coloniaux et étrangers, une commission fut chargée le 8 août d'étudier et de contrôler la répartition des sucres cédés par le Service du ravitaillement. A partir du 30 août, les demandes durent être visées par les préfets, puis, à dater du 20 octobre, elles furent centralisées dans chaque département par un comité de répartition et surveillées par un comité central. Des agents répartiteurs furent désignés pour chaque département. Ce fut le premier essai de contrôle de la consommation, établi avec le concours des commerçants intéressés.

Le 31 décembre, le Service du ravitaillement passait du Ministère du Commerce à celui des Travaux Publics, des Transports et du Ravitaillement. C'est dire qu'on ne lui accordait pas encore l'importance qu'il méritait et qu'il allait prendre avec la prolongation des hostilités.

1917. — 1917 fut l'année la plus pénible de toute la guerre pour le ravitaillement du pays en nourriture, tant à cause du déficit des récoltes et des destructions de la guerre sous-marine que par suite du manque de prévision et d'organisation. Ce fut celle des restrictions les plus sévères, des mesures hâtives et parfois insuffisamment étudiées, l'Etat devant intervenir chaque jour pour remédier aux difficultés de toutes sortes et étendre successivement son action à toutes les denrées.

L'année débute, le 1er janvier, par un décret élevant le prix maximum des sucres en rapport avec l'augmentation du droit de consommation. Un arrêté du 2, suivi d'une circulaire du 3, règle la répartition du sucre raffiné. Une circulaire du 4 envisage pour la première fois la réglementation de la vente et de la consommation et prévoit l'établissement d'un carnet-souche délivré à chaque famille, muni de coupons détachables permettant seuls l'achat jusqu'à concurrence de 750 grammes par personne et par mois.

Le 11 Janvier, le fromage de Gruyère est taxé à 3 fr. 60 le kilo au détail.

Le 14, un décret prescrit que tout affrètement de navire sera soumis à la déclaration de la cargaison et à une demande d'autorisation.

Le 16, l'orge est taxée à 31 francs les 100 kilos et le seigle à 30.

Le 20, un arrêté ordonne la fermeture des pâtisseries pendant deux jours par semaine, afin de restreindre la consommation de la farine, du lait, des œufs, du beurre et du sucre.

Le 25, un autre arrêté réglemente la consommation dans les hôtels, cafés, restaurants, auberges et autres établissements ouverts au public. Il n'est plus permis de servir au même repas à une personne que deux plats dont un seul de viande, outre un potage ou un hors-d'œuvre et un fromage ou un dessert. Les menus doivent être limités à 2 potages et 9 plats.

Le 30, une loi accorde une prime de 3 francs par quintal de blé récolté en France et une prime de 20 francs par hectare supplémentaire cultivé en blé, comparativement à la surface ensemencée l'année précédente.

Le 2 février, une circulaire rappelle la nécessité d'épargner le blé, la farine et le pain ; le lendemain, une autre fixe la majoration de la taxe des pommes de terre pour prix de la mise en sacs et en wagons ; le surlendemain une autre encore rappelle aux préfets de la zone des armées la nécessité de taxer les beurres et les fromages.

Le 9, un décret interdit la vente du pain frais, la

fabrication des pains d'un poids inférieur à 700 grammes et de moins de 80 centimètres de long ; il prescrit la vente au poids et seulement 12 heures après la cuisson.

Le même jour, un ordre d'urgence est établi pour les transports en petite vitesse ; les blés et farines viennent en premier, puis les bestiaux, céréales, pâtes alimentaires, pommes de terre, légumes, beurre, œufs, lait, sel, sucre, ensuite les aliments pour le bétail, huiles, graisses, fromages, conserves, fruits, confitures, après encore les boissons.

Le 9 également, une circulaire rappelle aux préfets la nécessité d'appliquer sans tarder la réglementation de la consommation dans les établissements ouverts au public ; le lendemain, une autre précise le régime de vente et de consommation familiale du sucre ; le 12, une autre indique des types de taxation du lait, du beurre et des fromages.

Les circulaires aux préfets continuent : le 19, relevez de 50 centimes la taxe des pommes de terre pour tenir compte des déchets dûs aux gelées ; le 22, appliquez le décret réglementant la vente du pain et conservez toute mesure plus restrictive que vous auriez déjà prise ; le 23, fixez à 52 francs au moins le prix de la tonne de betteraves à 7° dans les contrats entre sucreries et cultivateurs.

Le mois de mars voit l'élévation de plusieurs prix maxima : 1 franc par quintal de pommes de terre le 1er ; 20 francs par quintal de gruyère le 12 ; 1 fr. 50 par quintal de pommes de terre le 23.

La distribution du sucre à certaines catégories de la

population telles que mariniers, permissionnaires, pensionnaires des établissements d'instruction, personnes en déplacement, est réglementée. Une ration supplémentaire de 250 grammes de sucre par mois est accordée aux enfants de moins de 3 ans et à certains malades sur présentation d'un certificat médical. Une ration de 250 grammes par mois est attribuée aux prisonniers de guerre.

Rien ne montre mieux les difficultés de toutes sortes que soulèvent les taxations que la série de mesures qu'il fallut prendre à la fin de mars et au commencement d'avril. L'élévation du prix maximum du gruyère diminuait les quantités de lait en nature disponibles; une circulaire du 31 mars suspendit la taxe. Le prix maximum fixé pour les pommes de terre, bien qu'élevé à deux reprises, risquait de décourager la culture; une circulaire du 6 avril l'abrogea. Une autre du 30, après avoir constaté que les taxes ne jouent plus, que les marchés publics ne sont plus approvisionnés tandis que de multiples tractations clandestines se font à des prix supérieurs à la taxe, abroge celle concernant les beurres.

Mais la principale question reste celle du pain. Avec le printemps, les stocks diminuent et l'Etat doit intervenir à nouveau pour assurer la soudure.

Le 4 avril, une circulaire enjoint aux préfets de réquisitionner immédiatement tout le blé existant chez les commerçants et dans les moulins. Le 7, une loi autorise à fixer le prix maximum du blé par décret. Le 8, une loi autorise l'addition à la farine de froment de 15 à 30 p. 100 de farine de seigle ou de 15 p. 100 de farines de maïs, d'orge, de sarrasin, de riz, de fèves ou de féveroles. Le même jour, un décret prescrit le recensement de toutes les céréales autres que l'avoine chez les cultivateurs, fixe le prix maximum du blé à 36 francs le quintal, augmente le prix de la farine de 2 fr. 25, porte le prix du son à 21 francs les 100 kilos, élève de 3 francs la taxe du seigle et de l'orge, fixe le prix du quintal d'avoine à 31 francs; il autorise les mélanges de farines de succédanés jusqu'à concurrence de 15 p. 100 pour l'orge et le maïs, 25 pour le sarrasin et le seigle. Le 10, une circulaire charge les fonctionnaires et officiers de l'Intendance de la surveillance des moulins et donne des indications techniques sur la mouture : on ne peut plus retirer du blé que de la farine et du son; les produits intermédiaires : remoulages, retraits, doivent être incorporés à la farine. Un taux d'extraction uniforme ne pouvant être exigé, étant donnés la variété des blés et l'outillage plus ou moins perfectionné des moulins, un type moyen de farine est établi qui doit servir de base d'appréciation aux surveillants des moulins. Le 11, le Ministère de la Guerre ordonne aux directeurs de l'Intendance de pratiquer immédiatement le recensement des blés existant dans la zone des armées, d'organiser les battages avec l'aide de la main-d'œuvre militaire et d'évacuer sans délai les excédents sur les moulins militaires des départements ou sur Paris. Le 19, un décret interdit temporairement pendant deux mois la vente de la pâtisserie, de la confiserie, de la chocolaterie et de la biscuiterie, restreint la fourniture de farine et de sucre aux biscuiteries dont les fours à chaîne pourront être en partie utilisés à la cuisson du pain de guerre.

Le même jour, une circulaire rappelle aux préfets les mesures nécessaires de recensement des céréales et prescrit de terminer les battages le 15 juin. Le 27, une circulaire aux procureurs généraux leur recommande toute vigilance pour la répression des infractions aux mesures ayant pour objet d'assu.. la meilleure utilisation du blé et de la farine. Le 28, une autre rappelle aux préfets d'exiger la déclaration des stocks de farine existant dans les biscuiteries. Le 30, une autre ordonne aux intendants la réquisition immédiate de toutes les céréales existant chez les cultivateurs.

Le même mois d'avril 1917, la vente et la consommation de la viande sont réglementées par un décret du 14. Deux jours sans viande sont prescrits par semaine, pendant lesquels les boucheries, charcuteries et triperies seront fermées, l'expédition interdite, la consommation défendue dans les établissements ouverts au public ; les abattoirs seront fermés également deux jours. Le 24, un nouveau décret ferme les boucheries tous les jours à partir de 13 heures et interdit la consommation de la viande au repas du soir.

Pour remédier à la pénurie du sucre, l'emploi de la saccharine et autres substances édulcorantes artificielles est autorisé par la loi du 7 avril.

Entre temps, le ravitaillement s'organise.

Le 20 mars, un décret avait créé un Ministère du Ravitaillement général et des Transports maritimes dont M. Violette avait été chargé. Le 10 avril, une direction du ravitaillement y était organisée. Le 10, un haut commissaire était désigné auprès du gouvernement britannique pour régler les transports maritimes; le 15, un autre était nommé aux Etats-Unis pour coordonner toutes les mesures de coopération.

Pour Paris et le département de la Seine, une commission était chargée d'examiner les mesures à prendre en vue d'assurer dans les meilleures conditions le ravitaillement de la capitale.

Le mois de mai voit encore se multiplier les réglementations relatives au blé et au pain.

Le 1er, une circulaire relative au battage des récoltes recommande de restreindre au minimum les demandes de main-d'œuvre militaire et précise les conditions d'âge des détachements à la terre.

Le 3, un décret après avoir rappelé que l'économie des céréales est un devoir urgent, que les Anglais et les Italiens connaissent déjà un pain de farine extraite de 81 à 90 p. 100, prescrit la mouture du blé à 85 p. 100 au moins. La vente de la farine est interdite sauf des meuniers aux boulangers. Les semoules ne peuvent plus être fabriquées qu'avec du blé dur. Les biscuiteries ne doivent plus travailler que pour les besoins de l'armée, de la marine et de l'Assistance publique. Les boulangers ne doivent vendre la farine au détail que par 125 grammes. La farine de froment ne doit plus être employée qu'à la fabrication du pain. Les établissements de consommation doivent s'approvisionner à une seule boulangerie. Le son est taxé à 24 francs les 100 kilos.

Le 4, une circulaire recommande, tout en ménageant les habitudes de la population, de serrer aussi strictement que possible la consommation, en agissant surtout sur les boulangers, les hôtels et les restaurants.

Le 5, une autre invite les préfets à majorer de 2 fr. 25 par 100 kilos la taxe de la farine, les blés cédés par le Ravitaillement étant facturés à 37 francs le quintal et la farine à 45 fr. 75.

Le même jour, une autre prescrit l'organisation intensive et méthodique des battages, même contre la volonté des propriétaires.

Le 8, un décret rend applicables aux farines de succédanés les mesures prises pour celle de froment.

Le 8 encore, l'orge est réquisitionnée. Une circulaire explique le but des réquisitions qui est d'empêcher des spéculations et la constitution de stocks en prévision d'élévation des prix. Toutes les céréales doivent être déclarées et contrôlées.

Le 9, l'emploi des farines de froment et des succédanés utilisées dans le pain est interdit aux patissiers.

Le 11, le Ministre de la Guerre explique aux commandants de régions que la rigueur de l'hiver, jointe à la guerre sous-marine, rendent extrêmement difficile l'approvisionnement en blé, que le manque de farine serait susceptible de troubler la tranquillité publique et de diminuer la force de résistance du pays, et leur prescrit en conséquence d'aider aux battages par le prêt d'attelages, de voitures, de conducteurs, de camions automobiles et par la mise à la disposition des commissions de ravitaillement de toute la main-d'œuvre disponible.

Le 13, le même ordre est donné par le Grand Quartier Général dans la zone des armées.

Le 23, une circulaire du Ministre du Ravitaillement engage les préfets à exiger que les cultivateurs qui n'utilisent pas eux-mêmes les céréales qu'ils ont conservées pour leur consommation familiale payent leur boulanger avec celles-ci en nature.

Le 23 encore, une autre invite de façon formelle les préfets à faire sortir les blés qui se cachent, en usant au besoin de perquisitions pour briser les résistances.

Le 24, une nouvelle les informe que la farine destinée à la fabrication des pains de régime ne sera plus délivrée que par la Direction du Ravitaillement au prix de 100 francs le quintal.

Le 29, le contingentement officieux des boulangeries est prescrit et l'établissement de la carte de pain recommandé pour éviter tout excédent de consommation.

Si la situation était infiniment plus grave qu'en 1916, on voit que les mesures devenaient aussi plus énergiques et surtout étaient prises beaucoup plus tôt.

Le régime des repas du soir sans viande s'étant montré inefficace, une circulaire du 14 mai maintint seulement les deux jours sans viande, fixés dorénavant au lundi et au mardi dans toute la France. Seuls, les malades, les hôpitaux, les établissements d'assistance et les corps de troupe furent exemptés de cette restriction.

Le 30 mai, une circulaire prescrivit la distribution de 500 grammes de sucre par tête pour les confitures.

Le 14, une autre avait abrogé la taxe sur le lait et les fromages.

En juin, sauf une circulaire relative à la réquisition

des foins et une autre du 15 apportant aux jours sans viande quelques adoucissements relatifs aux établissements d'instruction, aux navires en partance, aux cantines militaires, aux malades des stations thermales, et recommandant l'utilisation des abats par les troupes de l'intérieur, toutes les prescriptions sont relatives au blé.

Le 1er, une circulaire signale qu'on a pu faire sortir 13.000 quintaux de blé dissimulés, rien que dans 25 communes du Loir-et-Cher, et prescrit des visites domiciliaires dans les communes, pour y découvrir les stocks cachés.

Le 10, le Ministre de l'Agriculture envoie aux préfets un échantillon-type de farine à 85 p. 100 obtenu dans les meilleures conditions avec du blé indigène de très bonne qualité, et constituant la plus belle farine que l'on doive obtenir dans les moulins, en observant les prescriptions actuelles.

Le 11, il précise que toute farine plus blanche et contenant moins de débris cellulosiques doit être considérée comme extraite à moins de 85 p. 100. Les affaires de ce genre doivent être déférées au parquet du tribunal correctionnel sans avertissement préalable.

Le 13, circulaire du Ministre du Ravitaillement qui enjoint aux préfets, pour vaincre la résistance de certains meuniers, de leur refuser toute attribution de grain et au besoin, de réquisitionner leurs moulins.

Le 18, rappel de la nécessité d'accorder toutes facilités aux battages et aux transports de semences.

Le 21, circulaire aux directeurs de l'Intendance sur le contrôle des moulins, le taux de mouture des blés contenant une proportion élevée de déchets et la nécessité de la surveillance des boulangers dont certains tamisent la farine réglementaire.

Le mois de juillet voit la suite de ces mesures indispensables.

Le 13, un décret élève le prix du blé à 50 francs le quintal, celui de l'orge, du maïs, du seigle, du sarrasin et de l'avoine à 42. Les céréales non déclarées seront réquisitionnées à un prix inférieur de 7 francs. Le son est taxé à 30 francs le quintal. Le cultivateur a droit au son du blé qu'il porte au meunier. Le prix du pain ne peut être élevé de plus de 5 centimes par kilogramme. La déclaration de la prochaine récolte devra être faite dans les quarante jours qui la suivront.

Le 20, une circulaire signale l'intérêt que présente l'introduction de la pomme de terre dans le pain, dans la proportion de 20 p. 100 environ.

Le 24, une autre parfait l'organisation du contrôle des battages.

Le 30, un arrêté prescrit la réquisition et la répartition des blés durs et semoules, la fabrication d'une seule qualité de pâtes, les pâtes aux œufs étant interdites, et fixe les prix maximum des pâtes entre 151 et 181 francs le quintal.

En vue d'assurer les besoins militaires sans trop troubler la consommation civile, une circulaire du 7 juillet fixa le contingent d'avoine à fournir par chaque département pendant toute la campagne agricole 1917-1918.

Une note du 18 juillet indiqua aux cultivateurs les aliments pour le bétail habituellement peu utilisés ou

négligés dont ils pourraient faire usage en remplacement des graines... tourteaux, aliments concentrés, etc.,
tous déficitaires. Elle préconisait les graines de légumineuses impropres à l'alimentation de l'homme : fèves,
féveroles, déchets de riz, millet, sorgho, caroubes,
etc., les marcs de raisin, pommes, bruyères, genêt,
gui, feuilles et ramilles d'arbres, feuilles de vigne, sar-
ments ; pour les porcs, les roseaux, les déchets de peaux
des tanneries, les farines de poisson, les panses des
bovins des abattoirs; pour les moutons, les marrons
d'Inde ; pour tous, les glands.

En ce qui concerne le sucre, un décret du 3 juillet 1917
éleva les prix maxima des diverses catégories. Une circulaire du 11 accorda une deuxième distribution de
500 grammes de sucre par tête pour la fabrication des
confitures de ménage. Un décret du 20 taxa la saccharine à 30 francs les 100 grammes et exigea la mention :
saccharine ou « édulcoré artificiellement » sur tous les
produits alimentaires en contenant.

Jusqu'alors, l'Etat, tout en taxant et réquisitionnant les
denrées, avait laissé subsister le commerce libre. Cette
concurrence entre les agents du gouvernement et les
commerçants avait pour résultat infaillible la disparition
des denrées devant les réquisitions, la transformation du
prix de réquisition, si haut qu'il fût fixé, en prix
minimum, le développement d'un commerce clandestin
de plus en plus considérable qui était un élément très
appréciable de la hausse des prix.

Pour y remédier, l'Etat, ne disposant ni du personnel
compétent, ni des magasins nécessaires, ne pratiquant

pas les habitudes commerciales et ne voulant pas engager son crédit, songea à renoncer aux réquisitions directes de l'Intendance et à charger le commerce libre de tout le ravitaillement intérieur. Pour cela, il constitua une série de comités ou de consortiums, formés des commerçants acceptant les prix de la taxe, promettant de s'y conformer sous peine de réquisition et de radiation, lesquels devaient seuls recevoir des facilités pour les achats, les transports et les répartitions.

Un premier essai pratiqué pour le sucre ayant donné des résultats jugés satisfaisants, il fut décidé de l'étendre.

Le 13 juillet, un Comité des matières grasses comprenant des représentants des ministères et des industries intéressés fut chargé de déterminer, centraliser, coordonner et contrôler les besoins de l'Etat et du public, les moyens de les satisfaire au mieux de l'intérêt national, l'utilisation rationnelle des ressources de la France, de ses colonies, les ordres d'urgence des achats, transports et fabrications, les importations, exportations et constitutions de stocks.

Le 31, un décret instituait un Office central des céréales, un Comité central de la meunerie et de la boulangerie, et, dans chaque département, un office départemental, pour surveiller l'exécution des opérations d'achat, assurer l'approvisionnement des meuneries et boulangeries, surveiller la mouture et les livraisons de farine, la fabrication et la vente du pain, proposer aux préfets les prix de taxe et connaître d'une manière générale des difficultés relatives à la réglementation de la consommation du pain.

Le 10 août, un arrêté nommait un Comité central de répartition des orges, escourgeons et paumelles, chargé d'assurer la fourniture de ces céréales aux diverses industries : malterie, brasserie, distillerie, fabrique de levure, qui les emploient dans leurs fabrications.

Le 27, un décret créait un Comité des produits chimiques calqué sur les précédents.

Le 1er septembre, un arrêté constituait un Comité consultatif commercial des vins, le 27, un Comité des cidres, le 30 octobre un Comité central de répartition de l'avoine dans le département de la Seine, le 7 novembre un Office central des fourrages, le 10 un Office central des vivres, le 12 une Commission du chocholat, le 19 février 1918 une Commission des cafés, le 12 mars une Commission de la biscuiterie, le 26 un Service des wagons-réservoirs pour le transport des boissons, le 29 une Commission de la pêche côtière, le 10 avril un Comité technique et commercial des pêches maritimes, le 17 un Office central des viandes, le 30 un Comité exécutif des transports maritimes.

Cette organisation, qui a fonctionné jusqu'aujourd'hui, a l'avantage certain de laisser les échanges de chaque produit aux hommes du métier, rompus aux affaires, connaissant bien les particularités de leurs commerces respectifs. Mais elle a aussi le grave inconvénient de régler tous les actes de ces consortiums sur la seule valeur commerciale des produits, sans tenir suffisamment compte de leur utilité réelle. En multipliant les groupements de ce genre, on arriverait certainement à des conflits, à des concurrences qui n'auraient rien à voir avec les intérêts de la nation. De plus, ces comités, réunissant des intermédiaires, beaucoup plus que les producteurs, généralement moins groupés et moins puissants, peuvent être tentés de considérer les intérêts commerciaux avant ceux de la production, voire même de constituer des trusts privilégiés favorisant leurs membres aux dépens de la collectivité.

Une direction supérieure aux seuls intérêts commerciaux est nécessaire. On ne la sentit pas toujours suffisamment renseignée, ni assez ferme, pour agir sagement et dominer les groupements particuliers.

Après la récolte de 1917, les réglementations continuent, mais avec un caractère moins précaire, plus réfléchi. Les expériences du début ont porté leurs fruits, et aussi les essais différents pratiqués à l'étranger dont on commence à connaître les effets.

Le 3 août, une loi autorise les réquisitions civiles par décret, notamment de tous les objets nécessaires à l'alimentation, de toutes matières et tous établissements industriels ou commerciaux servant à leur production, fabrication, manipulation ou conservation.

Le 3, un décret prescrit l'établissement de carnets de pain; il fixe la consommation de chaque famille sur la base de 300 grammes par jour pour les enfants de moins de 6 ans, de 500 grammes à partir de cet âge. Une ration supplémentaire de 200 grammes peut être demandée par toute personne qui la déclarera indispensable;

200 autres grammes encore, quand on exerce une profession active dont l'alimentation est essentiellement à base de pain. Ceux qui le veulent, peuvent se restreindre dans un but patriotique à 300 grammes par jour. Les carnets contiennent deux feuilles dont une est conservée par le chef de famille, l'autre, remise au boulanger fournisseur, sert à déterminer ses besoins de farine. Les boulangers ne doivent plus servir de pain qu'aux consommateurs dont la feuille est entre leurs mains.

Le 7, une circulaire revient sur l'utilisation de la pomme de terre dans le pain, qu'elle encourage. Une autre constate les protestations contre la mauvaise qualité du pain et rappelle aux meuniers la nécessité du nettoyage des grains.

Le 18, un arrêté constitue des comités cantonaux pour la surveillance des prix des denrées et la lutte contre la spéculation.

Le 18, le chocolat est taxé à 4 fr. 20 et 4 fr. 40 le kilo pour la qualité courante contenant 64 p. 100 de sucre et 36 p. 100 de cacao. Seuls, les fabricants qui acceptent ces prix seront ravitaillés en sucre. 2 p. 100 de la fabrication peuvent être réservés aux qualités supérieures.

Le 21, un arrêté taxe les semoules et pâtes alimentaires et fixe à 20 p. 100 l'écart entre le prix de gros et celui de détail.

Le 23, une circulaire rappelle la nécessité pour les cultivateurs de tenir un carnet de récolte, de déclarer leur production tout entière à 20 p. 100 près et de ne conserver que 25 kilos par tête et par mois pour leur consommation personnelle.

Les 27 et 29, deux circulaires prescrivent le recensement des carnets de sucre et des réserves de cette denrée existant dans les départements.

Le 28, le Préfet de Police taxe la margarine à 3 fr. 80 le kilo.

Le 3 septembre, un arrêté interdit la consommation du lait et de la crème, purs ou mélangés, à partir de 9 heures du matin, dans tous les cafés, restaurants, établissements de consommation.

Le même jour, un arrêté établit le contrôle du commerce des pommes de terre et des haricots.

Le 4, un décret prescrit la déclaration des graines et fruits oléagineux, graisses et huiles animales ou végétales, pures ou mélangées, acides gras, eaux glycérineuses, glycérines, savons et bougies.

Le 5, une note de service des Ministres de la Guerre et de l'Agriculture précise le rôle et le fonctionnement des commissions départementales de la main-d'œuvre agricole, chargées de demander et de répartir les ouvriers agricoles détachés à la terre, les équipes militaires agricoles, les prisonniers de guerre, les internés civils, les travailleurs coloniaux ou étrangers, les spécialistes en sursis ou en permission spéciale.

Le 5, un arrêté prescrit aux féculeries de ne travailler que les pommes de terre impropres à la consommation et ordonne la réquisition des tubercules de taille normale et sains qu'elles auraient achetés.

Le 5, un arrêté détermine les conditions de transport des céréales et tubercules destinés aux semences.

Le 12, M. Maurice Long succède à M. Violette au Ministère du Ravitaillement.

Le 12, un arrêté subordonne les autorisations de transport des haricots et pommes de terre à l'acceptation par les expéditeurs d'un prix maximum de 140 à 160 francs pour le quintal de haricots, de 16 à 22 francs pour les pommes de terre.

Un Comité économique est constitué le 12, entre les membres du gouvernement intéressés, pour coordonner l'action des administrations chargées des intérêts économiques du pays, particulièrement en ce qui concerne le ravitaillement.

Le 26, une circulaire rappelle la nécessité vitale des battages rapides des céréales.

Le 29, un décret étend aux navires alliés et neutres l'obligation d'une licence pour leur trafic avec la France. Le Sous-Secrétaire d'Etat des Transports détermine les itinéraires, la nature des chargements et fixe le taux du fret quand il s'agit de marchandises essentielles à la vie du pays.

Le 1er octobre, à la suite d'un arrêt de la Cour de Cassation, une circulaire rétablit la procédure d'avertissement aux meuniers en cas de première infraction, avant poursuite.

Le 3, une circulaire réduit l'attribution de sucre aux consommateurs de 750 à 500 grammes par mois.

Le 5, la réquisition générale de toutes les céréales en grains ou en gerbes et des farines est prescrite.

Le 15, le Préfet de Police supprime les jours sans viande.

<table>
<tr><td>Alimentation.</td><td>17</td></tr>
</table>

Le 29, la taxe des pommes de terre et des haricots est élevée pour les qualités supérieures.

Le 30, une instruction précise la constitution et le fonctionnement des commissions départementales d'évaluation et de la commission centrale des réquisitions.

Le 3 novembre, une circulaire met à la disposition des préfets des semences de blé de Manitoba pour remédier à l'insuffisance des graines de semences indigènes

Le 13, une instruction aux commissions départementales de la main-d'œuvre agricole précise que l'effort des cultivateurs doit porter d'abord sur le blé qui n'est plus cultivé que sur 4 millions d'hectares au lieu de 6,5, qui ne donne plus que 10 quintaux à l'hectare au lieu de la moyenne normale de près de 14, si bien que la récolte de 1917 n'a été que de 40 millions de quintaux au lieu de 85 à 90. Viennent ensuite les autres céréales, seigle, avoine, orge, maïs, sarrasin, millet, puis les pommes de terre et les légumes, le topinambour et les betteraves, les oléagineux, la vigne enfin. Les cultivateurs doivent aussi produire les aliments nécessaires à l'entretien des animaux de trait et de boucherie : céréales, sauf le blé, plantes-racines, choux-fourragers, graminées et légumineuses, fourrages, prairies et herbages. Enfin, il faut encore produire les matières premières agricoles indispensables aux industries de guerre. Seules ces cultures présentent un caractère de réelle nécessité et la main-d'œuvre doit leur être exclusivement réservée.

Le 15, un arrêté fixe à 14 fr. 50 par hectare la prime à la culture de l'olivier.

Le 16, M. Victor Boret succède à M. Long au Ministère du Ravitaillement; il groupe sous son autorité les deux ministères de l'Agriculture et du Ravitaillement. Un Sous-Secrétariat d'Etat du Ravitaillement est créé, dont M. Vilgrain est chargé.

Un arrêté du 12, suivi d'une circulaire du 18, réglemente la fabrication et la vente du chocolat; ils fixent les prix des produits ordinaires, exigent la déclaration de leur teneur en cacao et une comptabilité stricte des produits de luxe.

Le 23, le Ministre de l'Agriculture et du Ravitaillement est chargé du ravitaillement des troupes et reçoit par décret autorité sur le personnel de l'Intendance militaire.

Le 27, un décret réquisitionne les féculeries, leurs machines, les matières premières qu'elles emploient et les produits fabriqués.

Le 28, une circulaire fixe le contingent de foin à fournir par chaque département pendant la campagne 1917-1918.

Le 30, un décret modifie la réglementation relative au blé et au pain. Chaque département reçoit un contingent de céréales correspondant à ses besoins en pain. Ce contingent est réparti entre les meuniers par l'office départemental. Les communes ou agglomérations de plus de 20.000 habitants peuvent établir la carte de pain. Le pain doit être fait de farine entière de froment, mélangée ou non de farine de succédanés; son poids et sa longueur sont réglés par les usages locaux; la vente a lieu au poids; les pains de régime ou de santé et les pains de fantaisie sont autorisés, mais ils doivent être faits de même farine que les pains ordinaires. Les pains additionnés de lait, lactose, sucre, beurre, sont interdits. Les restaurants ne peuvent servir plus de 100 grammes de pain par repas de plus de 4 francs et 200 grammes si le prix du repas ne dépasse pas cette somme. Les pâtissiers ne peuvent employer ni détenir aucune farine de blé, seigle, orge, maïs, sarrasin, avoine et riz; les pâtisseries, confiseries, glaceries, chocolateries doivent être fermées deux jours consécutifs par semaine; on n'y peut consommer sur place.

Les gâteaux, biscuits, confiseries ne peuvent être vendus dans les boulangeries, restaurants, cafés, etc. Toutes les céréales et les fèves et féveroles sont réquisitionnées aux prix de 50 francs le quintal pour le blé, 45 pour le méteil, les fèves et féveroles, 42 pour l'orge, le maïs, le seigle, le sarrasin, l'avoine, 35 pour le sorgho. La circulation en est réglée par des permis d'expédition.

Les meuniers doivent extraire du blé de la farine entière, 80 p. 100 du maïs, 75 du méteil, 74 des fèves et féveroles, 70 du seigle, 65 de l'orge, 67 du sarrasin, 47 du sorgho. La farine ne peut être vendue au détail que par les boulangers, par quantités n'excédant pas 50 grammes.

Des échantillons types des farines seront établis auxquels les meuniers devront conformer leurs produits. Les sons sont taxés à 35 francs le quintal pour le blé, seigle, orge et maïs, 20 pour les fèves et féveroles, 15 pour le sarrasin et le sorgho; ils ne doivent être livrés qu'aux personnes désignées par le bureau permanent des céréales. Les producteurs ne peuvent faire circuler et moudre les céréales conservées pour leur consommation familiale qu'avec une autorisation.

Le 1ᵉʳ décembre, un arrêté fixe les rations journalières de pain aux taux maxima suivants :

Travailleurs des métiers de force. . .
Travailleurs agricoles. . . . .
Personnes disposant de ressources très modestes. . . . .
   Hommes de plus de 16 ans : 600 gr.
   Femmes de plus de 16 ans : 500 gr.

Travailleurs des petits métiers. . . .
Personnes disposant de ressources modestes . . . .
   Hommes de plus de 16 ans : 400 gr.
   Femmes de plus de 16 ans : 300 gr.

Tous consommateurs non compris dans les catégories précédentes. . . 200 gr.

Il règle les conditions de l'usage de la carte de pain.

Le 5, un décret réquisitionne les wagons-réservoirs.

Le 20, une circulaire explique le contingentement départemental du pain et définit les catégories de consommateurs selon les métiers, les professions et les situations diverses.

Le 11, une autre accorde jusqu'au 1ᵉʳ janvier pour l'application de la taxe à la vente des stocks de chocolats déjà fabriqués.

Le 12, un arrêté accorde des encouragements en argent aux sélectionneurs, producteurs de graines de betteraves à sucre ; un second institue un concours d'appareils destinés au séchage de ces graines.

Le 13, un décret crée un comité exécutif des importations, centralisant les besoins des divers ministères et agissant en coordination avec les organismes alliés correspondants ; ce comité doit établir un programme général et apprécier souverainement les importations à effectuer et les compressions nécessaires.

Le 17, une circulaire fixe la quantité de paille à fournir par chaque département, recommande l'emploi de paille de maïs, de bruyère, de brande pour le couchage des troupes, le pressage des balles à expédier.

Le 21, un décret exige la déclaration et autorise la réquisition des cafés verts et torréfiés.

Le 24, un décret charge, à titre de mission temporaire, trois députés de développer et d'intensifier la production des denrées essentielles à l'alimentation et leur donne le titre de commissaires à l'agriculture.

Le 22, une circulaire avait ordonné aux préfets de réduire de 20 p. 100 la consommation de pain, en attendant le contingentement général prescrit par le décret du 30 novembre. Le 26, une autre rétablit provisoirement la liberté de circulation sur route jusqu'au 15 janvier.

Le 21, des instructions détaillées sont fournies aux préfets sur le nouveau régime des céréales, des farines et du pain.

Le 29, une circulaire rappelle que la main-d'œuvre agricole d'Etat ne doit pas être mise à la disposition des cultivateurs de chicorée.

Le 30, une autre fixe le contingent de pommes de terre à fournir par chaque département pendant la campagne 1917-1918.

Le 22, un décret avait mis tous les navires de la flotte marchande française sous les ordres directs de l'Etat.

1918. — L'année débute par une circulaire relative au

rationnement du sucre. Sont réduites les attributions aux cafés, restaurants, hôtels, et sont suspendues celles aux industries somptuaires telles que pâtisseries, confiseries, fabriques de sirops, confits, limonades, eaux gazeuses, liqueurs non destinées à l'exportation. Les chocolatiers ne doivent plus fabriquer que du chocolat ordinaire. Les laits concentrés ne doivent plus être présentés au public que non sucrés.

Le 2, un décret exige la déclaration et autorise la réquisition des laits concentrés.

Le 3, un décret ferme le marché aux cafés de la Bourse de Commerce du Havre, les stocks existant en France étant suffisants pour un temps assez long et le fret employé à ces importations devenant ainsi disponible.

Le 13, un arrêté règle la délivrance des permis de circulation des semences de céréales, sarrasin, pommes de terre et légumes secs.

Le 14, un décret institue des comités départementaux d'action agricole qui doivent servir de liaison entre les commissaires à l'agriculture et les comités communaux, aider au développement de la production dans le sens de l'intérêt général et notamment déterminer les exploitations abandonnées et les surfaces incultes.

Le 21, une circulaire prescrit la création d'offices départementaux de répartition des engrais, et fixe les prix de ceux-ci.

Le 23, une instruction précise le fonctionnement des tickets de pain. Chaque feuille de tickets correspond à une ration de 100 grammes, pendant un mois. Les boulangers ne doivent plus délivrer de pain qu'en échange des tickets portant la date du jour. Un ticket peut servir à acheter 50 grammes de farine ou un petit pain de 55 à 60 grammes ou 50 grammes de pain de gluten, en remplacement des 100 grammes de pain.

Le 29, une circulaire accorde jusqu'au 15 février aux revendeurs et détaillants pour écouler leurs stocks de chocolats fins.

Le 30, un service du contrôle des stocks de la production et de la consommation est créé; le territoire est divisé en circonscriptions à la tête de chacune desquelles est placé un officier qui a titre de contrôleur régional.

Le 2 février, un arrêté organise la répartition des orges pendant la campagne 1917-1918 et fixe le prix des malts à 95 francs le quintal, de la bière à 14 francs l'hectolitre par degré. Les bières de plus de 4° sont interdites.

Le 10, une instruction précise le mode de distribution et d'emploi des tickets de pain et fixe la ration de mars à 300 grammes par jour, sans distinction de catégories de consommateurs.

Le 12, un décret réglemente la vente et la consommation de certaines denrées. Il est précédé d'un rapport disant : « Nous ne voulons pas qu'en France une minorité bruyante et incapable de sacrifice volontaire offre à nos alliés l'illusion de l'abondance et le spectacle trompeur d'une vie large où le superflu serait installé. Nos efforts tendent surtout à un autre but : réserver à nos soldats et à la consommation familiale les ressources de notre sol et les vivres expédiés d'outre-mer sur la part réduite de fret que nous laisse la conduite générale de la guerre. Pour que la famille continue à avoir du pain, nous interdisons la pâtisserie et la biscuiterie. Pour que la famille conserve sa part de sucre, nous supprimons la confiserie au sucre et au miel. Pour que les enfants, les vieillards, les malades trouvent plus de lait, nous restreignons la consommation de certains fromages, nous proscrivons la préparation de certains mets sans valeur alimentaire réelle. Enfin, le régime édicté pour les restaurants et hôtels s'inspire des besoins vrais d'une clientèle sérieuse; il doit mettre fin aux consommations dont l'exagération appauvrit nos ressources, hausse le coût de la vie et risque de troubler l'esprit public ». Sont interdits tous pains autres que le pain ordinaire, le pain de moins de 75 grammes et le pain long roulé de plus de 700 grammes et de moins de 80 centimètres. Les seuls pains de régime sont ceux au gluten et à la caséine.

Pâtisserie, biscuiterie, confiserie, entremets, glace, chocolats de luxe sont interdits. Les restaurants, cafés, hôtels ne peuvent servir ni beurre, ni lait caillé, ni crème, ni fromages mous, ni sucre, ni lait frais. Les repas à plus de 6 francs ne peuvent comporter que 100 grammes de pain, et deux plats, un potage ou hors d'œuvre et un dessert. Les céréales ne peuvent servir sous aucune forme à la nourriture des animaux, ni à la fabrication de l'alcool.

Le 12, un arrêté fixe une nouvelle taxe pour les pommes de terre et les haricots.

Le 15, une circulaire règle l'allocation de pain aux militaires isolés, une autre, le 20, aux mariniers.

Le 15, un décret réquisitionne la flotte marchande française.

Le 24, une circulaire crée la carte individuelle d'alimentation.

Un service central des cartes avait été créé le 5; le 9, une circulaire avait prévenu les préfets de recueillir les déclarations des chefs de ménage. La circulaire du 24 prévoit les déclarations préalables qui permettront de distinguer les catégories suivantes :

Enfants de moins de 3 ans. . . . . **E**
Enfants de 3 à 13 ans . . . . **J**
Enfants de 13 ans et au-dessus . . . . 1° se livrant à des travaux de force. . **T**
Adultes, hommes ou femmes, jusqu'à 60 ans . 2° se livrant à d'autres travaux ou n'accomplissant aucun travail. . **A**
Personnes de plus de 60 ans . . . . **V**

Les cartes seront numérotées et délivrées par les communes. Elles seront formées d'une souche et d'une série de 6 tickets pour chacun des mois d'avril à septembre.

Le 27, une circulaire encourage la création d'abattoirs régionaux.

Le 28, une autre accorde 500 grammes de sucre par mois aux personnes prenant leurs repas dans les restaurants, puisque ceux-ci ne délivrent plus de sucre.

Le 1er mars, 500 grammes de pain sont accordés aux équipages des navires de commerce et de pêche.

Le 2, une circulaire enjoint aux préfets le rationnement du pain à 300 grammes, sauf les taux inférieurs déjà adoptés pour les enfants et les vieillards.

Elle autorise les maires à accorder des suppléments

de 100 à 200 grammes au maximum, suivant disponibilités, aux femmes enceintes et aux malades, sur présentation d'un certificat médical, aux ouvriers agricoles, aux ouvriers travaillant de nuit ou exécutant des travaux de force, aux familles nécessiteuses nombreuses.

Le 5, un décret prescrit la déclaration des graines oléagineuses et des matières grasses.

Le 5, une circulaire fixe le prix de la betterave à sucre de 7° à 74 francs la tonne.

Le 8, un arrêté du Président du Conseil organise une commission supérieure des achats à l'étranger.

Le 8, une circulaire supprime les carnets de sucre, la carte d'alimentation en tenant lieu dorénavant. Les coupons n° 1 seront réservés au pain, ceux n° 2 au sucre.

Le 12, une circulaire autorise la vente des stocks de biscuiterie au profit des œuvres d'assistance aux blessés ou aux prisonniers de guerre.

Le 17, est envisagée la création de magasins destinés à loger les céréales dans chaque département et surtout aux points de transit.

Le 17, un décret rouvre la Bourse des cafés du Havre et taxe le prix de gros à 100 et 107 francs les 50 kilos.

Le 19, le prix du blé de la prochaine récolte est porté à 75 francs le quintal, ceux des autres céréales et des fèves et féveroles à 55, du sorgho à 50.

Le 21, une circulaire explique le fonctionnement des cartes d'alimentation. Le coupon n° 1 de chaque mois donnera droit à autant de feuilles de tickets de 100 grammes de pain que la catégorie en comporte, le coupon n° 2 sera remis directement en échange de la ration de

500 grammes de sucre. Les rations de pain seront de 100 grammes pour la catégorie E, 200 pour J et V, 300 pour A, 400 pour T ; un supplément de 100 grammes pourra être alloué aux consommateurs de la catégorie T accomplissant des travaux particulièrement pénibles, un de 100 ou 200 à ceux de la catégorie V dans les mêmes conditions. Elle envisage les cas particuliers des voyageurs, des jours de foires et marchés, des femmes enceintes et des malades, des lycées, collèges, pensionnats, hôpitaux, des militaires et marins, des établissements sanitaires militaires, des mariniers, des agents ambulants des chemins de fer. Les boulangers ne doivent plus délivrer de pain sans tickets et doivent livrer ceux qu'ils ont reçus pour obtenir de nouvelles quantités de farine. Tous les coupons et tickets seront rassemblés par les mairies qui en tiendront comptabilité et les enverront au service central des cartes.

Le 22, une circulaire recommande aux préfets de réaliser toutes les céréales avant l'augmentation des prix, pour éviter toute spéculation.

Le 25, une autre rappelle que les préfets peuvent demander des cessions de denrées de secours en vue du ravitaillement de la population civile : pommes de terre, riz, haricots du Brésil, avoine décortiquée, pâtes, etc.

Le 25, la Commission scientifique interalliée du Ravitaillement se réunit à Paris, à la demande de la Commission interalliée de Versailles. La France y est représentée par MM. Gley et Langlois auxquels sera adjoint ensuite M. Wéry. C'est la première fois que la physiologie est appelée à concourir officiellement à l'œuvre du ravitaillement, et c'est un peu tard.

Le 31, un décret augmente de 6 francs par quintal les sucres coloniaux ; un autre du 1ᵉʳ avril fixe les prix des diverses catégories de sucres de 151 fr. 50 à 176 fr. 50 le quintal.

Le 2 avril, un décret réglemente diverses denrées ; les pains au gluten doivent contenir au moins 2 de gluten pour 1 de farine ; ceux à la caséine 1 de caséine pour 4 de farine ; ils ne peuvent être grillés ; on ne peut y ajouter plus de 3 p. 100 de matières grasses ; leur vente se fait contre remise de tickets de pain à raison d'un ticket de 100 grammes pour 30 grammes de pain de régime ; les boulangers ne peuvent en fabriquer. Les farines de régime, celles de légumineuses, les amidons et fécules doivent être vendus sous enveloppe indiquant leur composition.

Les buffets et cantines des gares, les établissements qui le demandent, peuvent servir des repas avant 11 heures et avant 18 heures et demie, à la condition de le déclarer à la préfecture, d'afficher leurs heures de repas, d'interrompre le service pendant au moins trois heures entre le repas de midi et celui du soir. Les petits pains doivent peser de 70 à 80 grammes et être plus courts que 25 centimètres ; aucun sucre, glucose, cacao, chocolat n'est autorisé en confiserie ; le lait, la crème, les œufs, la farine, les sucres sont interdits en pâtisserie ; les chocolats peuvent être additionnés de lactose et de caséine. Le glucose ne peut être fabriqué ni vendu ; la distillerie ne peut employer ni grains, ni sucres, ni figues, ni dattes, ni caroubes, ni fruits secs.

Le 2 avril, un décret prescrit le recensement et la vérification des quantités de céréales détenues par les particuliers.

Le 3, une circulaire recommande de ménager le plus possible la farine de froment par l'emploi des succédanés.

Le 4, une loi autorise le Ministre du Ravitaillement à acquérir pour les besoins de la consommation civile les graines oléagineuses, le riz, le mil, la semoule, les pâtes alimentaires, le tapioca, les viandes salées ou conservées, les poissons salés ou conservés, les boissons, le rhum, le poivre, les fourrages et pailles. Il peut le faire par achats amiables ou par réquisitions.

Le 5, une loi autorise la saisie des marchandises prohibées introduites sans autorisation.

Le 16, un décret taxe le prix de vente au détail de la saccharine à 2 francs les 5 grammes.

Le 18, une circulaire aux préfets leur indique divers détails des prescriptions relatives aux cartes et aux tickets d'alimentation.

La ration de sucre est fixée à 750 grammes pour la catégorie E; un supplément de 250 grammes peut être accordé aux vieillards de plus de 70 ans, aux malades fournissant une attestation du médecin, aux chefs de famille pour chaque membre prisonnier en pays ennemi.

Le 18, les importateurs de vins, de fruits frais d'Espagne sont contingentés d'après une convention signée à Madrid le 6 mars.

Le 18, un décret prohibe la sortie des confitures, jus de citron et vinaigres.

Le 18, une circulaire engage les préfets à faire participer les conseils généraux à la propagande pour l'application des restrictions alimentaires.

Le 20, une circulaire accorde 500 grammes de pain aux femmes allaitant.

Le 20, une instruction précise la surveillance des moulins.

Le 23, un arrêté fixe de nouveaux prix maxima de vente des chocolats.

Le 26, un décret restreint la vente et la consommation de la viande : la boucherie, le porc, la charcuterie et la triperie, la volaille, le lapin et le gibier sont interdits les mercredi, jeudi et vendredi de chaque semaine; les boucheries, charcuteries, triperies sont fermées ces jours-là, les abattoirs et tueries trois jours correspondants. Les troupes, les cantines et réfectoires de certains établissements industriels, les malades pourront seuls faire exception.

Le 4 mai, une loi autorise la mise en culture des terres abandonnées, soit par l'exploitant habituel, soit à son défaut par d'autres agriculteurs, des syndicats ou des coopératives. Des avances de fonds sans intérêts pourront leur être consenties. Des semences, des engrais, des carburants, de la main-d'œuvre pourront leur être fournis si les cultures entreprises sont essentielles à la résistance du pays.

Le 4, un arrêté interdit le transport par chemin de fer des viandes fraîches pendant les trois jours sans viande.

Le 9, une circulaire insiste sur la nécessité d'une réglementation unique des cartes d'alimentation dont l'interprétation ne doit pas être laissée aux maires.

Le 11, un arrêté envisage la vente de la viande contre remise d'un coupon de la carte d'alimentation le mardi de chaque semaine.

Le 13, un décret autorise la consommation dans les restaurants des fromages à pâte dure, les jours sans viande.

Le 12, une circulaire autorise les pâtissiers et confiseurs ayant encore du sucre à l'utiliser pour faire des confitures jusqu'à épuisement de leur provision.

Le 20, une circulaire étend le régime de la carte d'alimentation à tous les départements, même ceux de la zone des opérations militaires : Nord, Somme et Oise qui en avaient été exceptés. Les rations des diverses catégories sont maintenues; des suppléments de 100 grammes sont accordés aux consommateurs de la catégorie T se livrant à des travaux particulièrement pénibles : travaux de nuit habituels ou par roulement, travaux en plein feu ou devant une masse en incandescence, mineurs, puisatiers, scaphandriers, marins, ouvriers agricoles, sous-agents des postes et télégraphes, agents ambulants des chemins de fer, agents du service actif des douanes et de la police ; aux ménagères de la catégorie A ne travaillant pas hors de leur foyer, ayant au moins 4 enfants, sans domestique ni femme de ménage; aux réfugiés et rapatriés, pendant les deux mois qui suivent leur arrivée. Des suppléments de 100 ou 200 grammes sont accordés aux consommateurs de la catégorie A se livrant temporairement à des travaux pénibles, à ceux de la catégorie V dans les mêmes cas, aux femmes enceintes et aux malades ayant besoin de suralimentation, sur certificat médical. Des suppléments de 100, 200 ou 300 grammes sont attribués aux cultivateurs se livrant uniquement aux travaux des champs, âgés de plus de 11 ans, de manière que leur ration de J, V, T devienne égale à 500 grammes. Seuls, certains malades et les femmes allaitant peuvent, à titre exceptionnel, recevoir plus de 500 grammes. La circulaire prévoit la réduction de la valeur des tickets en cas d'insuffisance temporaire des céréales panifiables, les particularités des consommateurs ruraux qui achètent en une seule fois le pain de plusieurs jours ou le font cuire chez eux, le cas des permissionnaires en route et des prisonniers de guerre ennemis.

Le 21, un décret prescrit la déclaration des surfaces ensemencées en céréales, la tenue d'un carnet de battage et fixe les prix maxima à 75 francs pour le blé et le millet blanc, 68 pour les fèves et féveroles, 62 pour le méteil, 55 pour l'orge, le maïs, le seigle, le sarrasin, l'avoine, 50 pour le sorgho, le dari et le mil.

Le 21, un décret exige, pour empêcher la constitution de réserves exagérées de lait concentré, l'apposition, dans un délai de 4 mois, sur toutes les boîtes de la désignation exacte du produit (écrémé ou non, sucré ou non), de la date de fabrication, de l'indication d'origine.

Le 22, un décret réglemente le commerce du bétail à Paris. Celui-ci ne peut être hébergé et vendu qu'aux marchés aux bestiaux de la Villette: il doit être abattu aussitôt après le premier marché, il ne peut être réexpédié. Ceci pour éviter les spéculations, les marchés clandestins et les réexpéditions, trop fréquents en cas d'arrivages abondants.

Le 24, une circulaire fixe au 30 juin la date extrême des déclarations de culture de céréales et de pommes de terre.

Le 25, une circulaire annonce quelques modifications au régime des cartes d'alimentation. Une catégorie C sera créée pour les cultivateurs de plus de 11 ans produisant des céréales panifiables. La carte aura dorénavant deux talons dont un sera envoyé au service central.

Le 28, un décret prescrit le recensement général du cheptel, les déclarations devant servir à la répartition des fourrages. Un second décret autorise la taxation de la viande sur pied et de celle abattue.

Le 29, un arrêté fixe pour un certain nombre de marchés le prix maximum de la viande de bœuf à 4 fr. 80 pour la première qualité.

Le 29, le Président du Conseil, Ministre de la Guerre met à la disposition de l'agriculture les agriculteurs de la classe 1892 du service armé et les hommes de toutes professions de la classe 1919 du service auxiliaire pour satisfaire aux besoins urgents de la fenaison et de la moisson.

Le 1er juin, un décret fixe les prix de vente des graines oléagineuses d'importation, des huiles et tourteaux en provenant à : 136-140 francs le quintal pour les arachides en coques, 185-190 pour les arachides décortiquées, 190 pour les sésames, 150-160 pour les palmistes, 236-247 pour le coprah, 165-195 pour les lins, 200-220 pour les colzas, 417-550 pour les diverses huiles, etc.

Du 1er au 6, une série de mesures sont prises pour le ravitaillement en foin pendant la campagne 1918-1919. Tous les fourrages sont réquisitionnés. Ils sont achetés 22 francs le quintal à l'amiable et seulement 20 par réquisition. Le bottelage, le pressage et les transports sont en plus. Une prime de promptitude est accordée, pour intensifier les livraisons : 0 fr. 75 en août, 0 fr. 50 en septembre 0 fr. 25 seulement en octobre. Chaque département doit fournir un contingent déterminé.

Le 4, un arrêté autorise l'exportation à destination de l'Angleterre, de la Belgique et des pays extra-européens de divers produits, notamment les légumes frais et les fruits.

Le 4, un décret autorise la consommation dans les établissements d'alimentation, pendant les jours sans viande, du lait caillé et du lait concentré.

Le 6, un décret fixe les prix maxima des graisses végétales alimentaires. Le prix du kilo au détail sera de 5 fr. 35 à 5 fr. 50.

Le 8, un décret ramène le prix de l'orge à 38 fr. 60 le quintal. Un autre fixe le prix de vente des mélasses à 85 centimes le degré Clerget.

Le 10, un arrêté taxe, sur un certain nombre de marchés, la viande de veau à 5 francs le kilo net, celle de porc à 4 fr. le kilo vif, celle de mouton à 6 fr. 20 le kilo net.

Le 17, une circulaire règle le fonctionnement de la carte d'alimentation pour le mois de juillet. Elle recommande le retrait des cartes des consommateurs qui n'y ont plus droit, prévoit le cas des cartes perdues, en double, des cartes des détenus et des prisonniers. Elle rappelle que la ration maximum de pain doit être de 500 grammes par jour, tous suppléments compris. Pour éviter les abus, les suppléments pour malades ne doivent être attribués qu'en cas de tuberculose ou sur le vu d'un certificat médical spécifiant explicitement le cas invoqué. Les ouvriers mineurs de 60 ans ont droit à 500 grammes.

Le 18, un décret attribue des farines aux fabricants de pâtes alimentaires, à charge par eux de mettre leurs produits à la disposition du Ministère du Ravitaillement qui les répartit. Les tapiocas sont taxés à 1 fr. 55 le paquet de 250 grammes.

Le 20, un arrêté taxe les pâtes alimentaires de 185 francs en vrac à 220 francs en paquets de 250 grammes sur wagon gare de départ.

Le 27, un décret précise les principes de la carte d'alimentation qui vient de faire ses preuves et les peines à appliquer aux infractions constatées.

Le 29, une circulaire insiste sur la raréfaction du lait, due surtout à l'intensification de l'industrie fromagère, de celle du camembert notamment, et prescrit une enquête sur les quantités de lait nécessaires à la population, la quantité assurée pour l'hiver prochain, la quantité à récupérer dans un rayon restreint, les fromageries à contingenter, les moyens de ramassage et de transport rapides.

Le 30, un décret exige l'affichage dans les communes de plus de 3.000 habitants des prix de vente au détail des principales denrées : pain, farines, fécules, pâtes alimentaires, tapioca et semoule, riz, pommes de terre, haricots, légumes secs, viandes, volailles, poissons, boissons, fromages, laits, œufs, beurre, graisses, huiles, vinaigres, sel, confitures, sucre, chocolat et cacao, café, chicorée, thé, huile et essence de pétrole.

Le 1er juillet, un décret prescrit aux laiteries et aux entreprises de transformation du lait (beurreries, fromageries, fabriques de lait concentré, etc.), la déclaration des quantités de lait ou de crème ramassées, celles des sous-produits fabriqués et des appareils de pasteurisation existants.

Le 2, un décret interdit pendant 2 mois la distillation des cidres et poirés qui viennent de fournir 68.664 hectolitres d'alcool au lieu de 10.439 en 1915-1916, la récolte apparaissant médiocre.

Le 3, un arrêté fixe les prix de la viande de boucherie à 4 fr. 30 le kilogramme de viande nette pour le bœuf et 4 francs pour le veau.

Le 5, un arrêté taxe la viande chevaline à 2 fr. 20 le kilogramme de viande nette.

Le 8, deux décrets élèvent les prix maxima de la vente en gros du sucre et de la saccharine.

Le 13, un décret réglemente la vente des œufs dont les cours élevés ne sont pas justifiés. Un arrêté fixe le prix maximum à la production à 300 francs le mille.

Le 16, une circulaire précise le fonctionnement de la carte d'alimentation pour le mois d'août. Elle prescrit le retrait des cartes aux postes-frontières à la sortie de France. Les taux des rations sont conservés ; les convalescents et les malades atteints d'anémie peuvent obtenir un supplément de 100 grammes, comme les femmes enceintes et les tuberculeux.

Le 16, un décret abroge les jours sans viande, la crise du bétail étant conjurée, dit-il, par l'économie de 25 p. 100 que les restrictions ont apportée à la consommation de la viande.

Le 17, une circulaire recommande la taxation de la viande sur des bases uniformes et comparables dans les communes voisines.

Le 19, une circulaire taxe les œufs au détail à 40 centimes pièce.

Le 20, une ordonnance du Préfet de Police prescrit l'affichage du prix des denrées en monnaies française, anglaise et américaine.

Le 22, un décret met en application les prix maxima fixés le 21 mai pour les céréales. Il prescrit d'extraire du blé de la farine entière, 80 p. 100 du maïs, des fèves et féveroles, du mil, 75 p. 100 du méteil, du seigle, du dari, 67 p. 100 du sarrasin, 65 de l'orge, 47 du sorgho. Le son est taxé à 46 francs les 100 kilos rendus à la consommation.

Le 25, une circulaire aux officiers contrôleurs départementaux leur rappelle les conditions du recensement et de la vérification des céréales détenues par les particuliers. Elle leur prescrit de réserver 15 kilos de blé par mois pour la consommation de chaque habitant vivant sur l'exploitation, 2 kilogr. 5 d'avoine par jour et par cheval ou mulet de culture, les quantités nécessaires aux semences et à l'alimentation des animaux de la ferme, telles qu'elles ont été déjà fixées.

Le 8 août, une circulaire recommande la stricte exécution des arrêtés taxant la viande, les villes importantes n'en recevant plus en suffisance par suite des prix supérieurs pratiqués dans divers départements.

Le 11, une circulaire fixe le contingentement de chaque département en paille à fournir pendant la campagne 1918-1919.

Le 12, une autre contient des instructions sur le régime des céréales et signale la fraude qui consisterait à mélanger aux grains de la récolte de 1918 des grains récoltés antérieurement qui auraient dû être déjà livrés à un prix inférieur.

Le 13, un arrêté taxe la viande de bœuf à 4 francs et celle de veau à 4 fr. 60 le kilogramme.

Le 14, une circulaire renferme les instructions à propos du renouvellement général de la carte d'alimentation pour le 1er octobre.

La nouvelle carte ne sera établie que pour trois mois. Les consommateurs ayant changé de résidence, les réfugiés, les ouvriers étrangers, les mariniers exceptés, tous les consommateurs recevront leurs cartes des mêmes autorités qui ont établi la précédente. Les travailleurs des champs seront groupés dans la catégorie C. Changeront de catégorie ceux qui auront atteint avant le 1er octobre l'âge limite, ou auront changé de situation.

Le 14, un décret fixe les prix de vente des haricots et contrôle leur circulation.

Le 15, un décret assure le fonctionnement de l'industrie brassicole en fixant les prix maxima des malts et de la bière, rétablissant leur libre circulation et accordant plus d'orge aux brasseries.

Le 16, une circulaire règle le fonctionnement de la carte d'alimentation en septembre. 400 grammes de pain sont accordés aux officiers et sous-officiers à solde mensuelle assurant un service actif.

Le 20, une circulaire prescrit une enquête sur la récolte et le prix du miel.

Le 22, une autre rappelle la nécessité de l'affichage des prix, certains commerçants vendant à des prix excessifs aux troupes américaines, et l'utilité de la création de centres d'approvisionnement importants.

Le 27, une circulaire annonce que des stocks de semences sont constitués pour les emblavures d'automne; elles seront cédées contre remboursement en argent ou en nature.

Le 29, un décret fixe le prix maximum du lait à la production à 0 fr. 35 le litre.

Le 30, une circulaire du Ministre de la Guerre accorde des équipes militaires et autorise des détachements temporaires pour les travaux de vendange.

Le 2 septembre, une circulaire taxe le lait, le beurre, les fromages dans le but d'équilibrer leurs productions.

Le 10, un décret autorise la réquisition des laits concentrés.

Le 13, une circulaire règle la carte d'alimentation en octobre. Les consommateurs de la catégorie C ont droit à 500 grammes de pain sans aucun supplément. Les tickets de pain donnent droit à 50 grammes de farine de froment ou à 80 grammes de farine de sarrasin.

Le 13, un décret fixe le prix des céréales à : 73 francs pour le blé et le millet blanc, 66 pour les fèves et féveroles, 60 pour le méteil, 53 pour les autres sauf le sorgho, le dari et le mil qui sont taxés à 48 francs.

Le 16, un décret modifie la taxe de vente en gros du sucre raffiné.

Le 19, un avis engage à ramasser les marrons d'Inde, les faines et les glands. En 1917, 3.000 tonnes de marrons d'Inde ont été ramassées et employées par les distilleries pour la défense nationale.

Le 24, un décret exige l'affichage des prix dans les établissements de consommation. Quand le prix du repas est supérieur à 6 francs, la portion de viande ne peut dépasser 200 grammes avec os ou 150 sans os. Dans les établissements de luxe, on doit pouvoir faire un repas complet pour 20 francs.

Le 24, un autre décret modifie la taxe des pommes de terre qui ne sont plus classées qu'en deux sortes ; celles à chair jaune et celles à chair blanche ; leur circulation est contrôlée.

Le 27, un décret prescrit le contingentement des industries de transformation du lait et autorise le rationnement de la consommation, les enfants, les malades et les vieillards ayant droit à une priorité d'attribution.

Le 1er octobre, un décret interdit pendant trois jours consécutifs par semaine la vente et la consommation de la viande de porc, interdit la fabrication des conserves et limite celle des salaisons pour remédier au fléchissement de la production résultant de la pénurie des aliments, les céréales et les pommes de terre étant réservées à l'homme. Un arrêté taxe cette viande par groupes de départements. Un autre taxe la viande de veau.

Le même jour, un Office technique du ravitaillement est créé pour utiliser le concours des professionnels de l'alimentation dans l'établissement des prix et la répartition des denrées.

Le 3, une circulaire contingente la fourniture des pommes de terre de chaque département pendant la campagne 1918-1919.

Le 5, une circulaire remplace la taxation uniforme de la viande de veau et de porc sur pied par une nouvelle taxation laissée à la discrétion du préfet dans chaque département, pour tenir compte des différences des frais de production.

Le 5, une ordonnance du Préfet de Police ajoute à la liste des denrées qui doivent être affichées les légumes, fruits, poissons, crustacés, coquillages, gibier, champignons, condiments, mets préparés, miel.

Les conseils interalliés du ravitaillement et des transports ayant accordé à la France une augmentation des attributions de céréales, un décret du 10 octobre modifie le régime du pain. Le ticket de pain de 100 grammes donnera droit à 80 grammes de pain de régime ou à 75 grammes de farine. Les farines alimentaires de régime et les produits en poudre pourront contenir de la farine de blé, de seigle, de méteil et de sarrasin. Un arrêté du même jour fixe les rations de pain à 100 grammes pour la catégorie E, à 300 pour J A et V, à 500 pour T et C.

Le 11, une circulaire recule jusqu'à 70 ans la limite des catégories A et T et supprime tous les suppléments. Les ménagères ayant 4 enfants et les femmes enceintes sont classées dans la catégorie T.

Le 18, le régime des tickets de pain et de sucre est appliqué aux militaires des armées alliées en France pendant leurs déplacements et permissions.

Le même jour, une instruction interministérielle organise le ravitaillement des populations civiles des régions récemment libérées et fixe leur ration à 500 grammes de pain ou 380 de farine, 100 grammes de viande, 60 de légumes secs, 20 de sel, 35 de sucre, 24 de café, 60 de lard.

Le 19, un décret fixe le prix du bétail à abattre sur le poids vif des animaux ; les prix limites seront déterminés dans chaque département ; les animaux devront être accompagnés d'un certificat d'origine et de prix. Le rapport qui le précède prévoit la réquisition générale du bétail.

Le 19, un décret abaisse le prix des pâtes alimentaires et du riz et interdit la fabrication des farines de légumes.

Le 21, une circulaire commente l'application du décret sur la viande et envisage la réquisition éventuelle du bétail vendu irrégulièrement ainsi que l'extension des fournitures de bétail par les commissions de réquisition, les achats pour l'armée pouvant être rétrocédés à la population civile.

Le 24, une circulaire annonce le renouvellement général et définitif des cartes d'alimentation au 1er janvier, après déclarations individuelles des consommateurs.

Le 29, un décret fixe les prix maxima des huiles d'olive. Le kilo ne peut être vendu au détail plus de 6 fr. 30.

Le 6 novembre, une circulaire explique aux préfets le mode de constitution de stocks de prévoyance de farines.

Le 6, un décret proroge jusqu'au 31 décembre l'obligation d'étiquetage des laits concentrés et taxe ceux-ci.

Le 7, la taxe des œufs est élevée à 400 francs le mille pour les œufs frais.

Le 9, une circulaire prescrit aux préfets le contingentement des fromageries, l'agglomération parisienne ne recevant plus que 25 p. 100 des quantités de lait du temps de paix.

Le 10, une nouvelle taxation des fromages intervient.

Le 11, c'était l'armistice !

Bien que la situation ne se soit pas transformée du coup, que beaucoup de mesures aient suivi jusqu'à ce jour, bien qu'il en faille encore beaucoup d'autres pour revenir au régime normal du temps de paix, nous arrêterons là cette longue énumération, parce que le 11 novembre marque tout au moins l'affirmation de notre victoire, la fin des dangers de la guerre sous-marine, la libération des transports occupés jusque là par les besoins des armées et la surveillance des mers, en un mot parce qu'il marque une détente sensible de la crise des échanges mondiaux, sinon de celle de la production nationale.

Le résumé que nous venons de présenter des interventions de l'Etat suffit pour juger de son rôle dans le ravitaillement du pays. On le voit passer d'une torpeur vraîment excessive pendant les deux premières années de guerre à une activité toute commerciale qui aboutit, sous l'empire de la nécessité, à une réglementation de plus en plus minutieuse de l'alimentation, à une prise de possession de toute la production et de la répartition intérieures. Pendant les 18 derniers mois, les mesures se suivent, quotidiennement, sans arrêt. A la fin, l'Etat contrôle toute la nourriture et règle à sa volonté sa distribution et ses prix.

Le nombre des règlements relatifs à chaque denrée permet de juger l'importance relative de chacune. Le pain tient la première place de beaucoup. Viennent ensuite le sucre dont nous manquons, partiellement le lait, la viande, les pommes de terre, sensiblement dans la proportion où ils constituent notre régime habituel.

Pour être complet, il aurait fallu signaler bien d'autres mesures relatives à des questions accessoires, telles que les combustibles pour les exploitations et les industries agricoles, les sacs, les wagons, constamment insuffisants. Il eut fallu montrer en détail les variations successives de la politique des transports, rappeler les organisations interalliées et leurs interventions, exposer nos efforts financiers en ce qui concerne nos achats à l'étranger. Mais ce sont là questions de politique économique générale et non spécialement de ravitaillement.

D'autre part, on ne peut parler des mesures législatives et administratives sans les situer dans leur ambiance. Pour chacune, il faudrait évoquer les préoccupations du moment, les plaintes ou les critiques auxquelles elles essayaient de répondre, les discussions qui les précédaient et les suivaient, examiner leur efficacité et la mesure dans laquelle elles furent appliquées. rappeler les efforts tentés pour intensifier ou améliorer leurs effets.

Pour brosser un tableau complet du ravitaillement de la France en guerre, il faudrait relire tour à tour les grands journaux quotidiens de Paris qui s'intéressent surtout aux plaintes des consommateurs, ceux de province qui montrent plutôt les difficultés des producteurs, les nombreux débats parlementaires sur le ravitaillement et la vie chère, les revues scientifiques où sont relatés les expériences et les essais des techniciens.

Un volume tout entier n'y suffirait pas et nous voici à la fin de celui-ci.

J'avais d'abord songé à consacrer à cet exposé toutes les pages de cet ouvrage-ci, qui y aurait gagné en intérêt d'actualité, mais j'ai dû y renoncer à cause de l'absence de toute étude préalable des problèmes d'alimentation, tant physiologiques que statistiques et économiques, aux nouveaux points de vue que la guerre nous a appris. Force m'a été de leur réserver une large part, puisqu'on ne peut étudier avec profit les mesures d'exception de ces dernières années qu'en les comparant à la situation normale. Ce livre y gagnera, je l'espère d'être plus longtemps utile, plus durable, et, en tout cas de constituer le premier essai de coordination des très nombreuses données que les diverses disciplines scientifiques peuvent apporter au problème complexe de l'alimentation du pays.

LES EFFORTS SCIENTIFIQUES ET TECHNIQUES

J'ai déjà exprimé à plusieurs reprises le regret qu'aucun organisme de documentation physiologique et technique n'ait été créé au Ministère du Ravitaillement. Tandis que l'Angleterre chargeait dès 1915 la Royal Society de former un Food War Committee qui se livra à de nombreuses recherches et rendit les plus grands services, en France, la guerre s'est terminée sans que rien ait été fait dans ce sens.

Ce n'est qu'à la fin d'avril 1918, et seulement sur la demande de nos alliés, que le Ministère du Ravitaillement désigna deux physiologistes français pour le représenter à la Commission scientifique interalliée. Ces deux savants, isolés, obligés de se rendre sans cesse d'une capitale alliée dans une autre, n'avaient à leur disposition aucun moyen de documentation rapide et de recherches. Et cependant ils devaient envisager les principes mêmes du ravitaillement des alliés en collaboration avec les représentants des autres pays de l'Entente, largement renseignés par leurs comités scientifiques nationaux.

La nécessité d'une Commission française devint telle que la Société de Biologie prit l'initiative d'en créer une, la Commission d'Alimentation, faite de la réunion de bonnes volontés, mais sans caractère officiel et sans liaison intime avec le Ministère dont elle ne reçut aucune information ni aucune demande de recherches. Il était d'ailleurs bien tard pour commencer !

Au ministère même, aucun service d'études techniques ne fut constitué. Par exemple, les nombreux essais de mouture et de panification auxquels obligèrent les changements des taux de blutage et les additions de succédanés furent entrepris, les uns par l'Intendance militaire, les autres par le Sous-Secrétariat d'Etat des Inventions, d'autres encore par des particuliers, mais sans liaison ni direction suivie.

Bien souvent, les services d'exécution manquèrent des informations nécessaires pour juger de la dépense et du rendement des industries agricoles qu'ils devaient contingenter.

On peut imaginer la gravité de cette lacune sur laquelle il n'est pas inutile d'insister.

Les efforts dispersés des physiologistes ont été déjà réunis par moi à la suite des Comptes Rendus des Séances de la Commission d'Alimentation de la Société de Biologie (1). Je ne puis que les signaler brièvement ici à côté de ceux des techniciens.

La question capitale est naturellement celle des céréales et du pain.

Des agronomes rappellent que toutes les terres franches sont de bonnes terres à blé, à condition d'être travaillées, chaulées ou marnées, bien labourées, engraissées, fumées, mais la main-d'œuvre et les engrais manquent. Force est d'étendre les surfaces

---

(1) R. Legendre. — Problèmes scientifiques d'alimentation en France pendant la guerre. *Comptes-rendus des Séances de la Commission d'Alimentation de la Société de Biologie, et Bibliographie analytique des travaux français publiés pendant la guerre (1914-1918)*. Un volume in-8, 160 pages, Masson et Cⁱᵉ, éditeurs.

mises en culture plutôt que de chercher de forts rendements. Certains préconisent la sélection des semences,
difficile à pratiquer en temps de pénurie de grain et de
transports : ils aboutissent à faire distribuer par l'Etat
en 1918 des semences de blé Manitoba pour suppléer à
la rareté des grains indigènes. M. Devaux fait campagne pour certaines pratiques culturales : binage, sar-
clage, tallage, buttage, repiquage, écimage qui augmentent beaucoup le rendement, mais malheureusement
exigent aussi un supplément de main-d'œuvre.

Les améliorations à apporter à la culture sont ardem-
ment examinées et préconisées. On propose le remem-
brement des propriétés pour leur donner des formes
plus régulières, permettant le travail mécanique et
diminuant les charrois et tractions inutiles.

Toutes ces mesures ne peuvent être réalisées immédiatement, largement, et chaque année, le problème de
la soudure des récoltes se répète, qui ne peut attendre.
Aussi, doit-on les considérer surtout comme désirables
pour le retour à la vie normale d'après-guerre, prévoir
alors leur enseignement par les services agricoles de
l'Etat, leur démonstration, leur application, pour augmenter les rendements, rendre plus avantageuse la culture des céréales, et ainsi obtenir la baisse des prix
tout en conservant une étendue cultivée en blé suffisante
pour tous les besoins de la nation.

Une seule mesure a pu être appliquée et étendue : la
motoculture. La pénurie de chevaux et de main-d'œuvre
y obligeait, la réquisition des terres abandonnées, la
fourniture de main-d'œuvre d'Etat, les groupements de

cultivateurs que les circonstances exigeaient ont facilité grandement sa vulgarisation. Des concours ont eu lieu un peu partout pendant la guerre même, de nombreux types d'appareils appropriés aux divers terrains ont été réalisés, ils permettent un travail puissant et régulier avec une assez faible dépense de carburant.

On peut dire aujourd'hui que la guerre a précipité l'extension de la culture mécanique en France.

Les bénéfices de guerre eux-mêmes, lourdement taxés quand ils n'étaient pas réemployés, ont incité les paysans à acheter des appareils.

La mouture est pratiquée dans un grand nombre de petits moulins à meules, dont certains encore uniquement à vent ou à eau, disséminés un peu partout, qui ne travaillent que de petites quantités de grains, ne reçoivent que la production locale et ne fournissent que leurs environs. Elle est aussi pratiquée dans un certain nombre de grandes installations à cylindres, à plus fort rendement, qui ravitaillent surtout les villes et traitent la majorité des grains. Les meuneries à cylindres, apparues après la guerre de 1870, produisent des farines plus homogènes et plus belles, emploient une main-d'œuvre très réduite et pour ces raisons supplantent peu à peu les petits moulins pittoresques. On connaît leur mode de fonctionnement : le blé, à son arrivée à la minoterie, est déchargé automatiquement, transporté par des plans inclinés, des chaînes à godets, des élévateurs, etc. Les grains sont criblés par des tamis à secousses qui en séparent les impuretés, puis lavés et brossés au cours d'une descente dans un tuyau. Arrivés à un degré d'humidité convenable, les grains sont versés par une trémie entre deux cylindres d'acier horizontaux à surface rayée, écartés de 2 à 3 millimètres, tournant à des vitesses différentes ; ils sortent seulement fendus et le germe détaché ; un premier tamisage en sépare le peu de farine produite, un courant d'air trie les morceaux d'enveloppes, les germes et les particules non broyées. Ces dernières passent entre deux nouveaux cylindres plus rapprochés, les débris d'enveloppes avec les blocs de farine adhérents entre deux autres ; les produits sont à nouveau tamisés et séparés en plusieurs catégories ; chacune d'elles est à nouveau broyée, cette fois entre des cylindres lisses. Les séparations ont lieu par grosseur des produits, tantôt en employant des tamis de soie placés dans des caisses fermées agitées par un mouvement mécanique et qu'on appelle des plansichters, tantôt par des tamis rotatifs ou des sasseurs à courant d'air. Il se forme toute une série de produits que les meuniers distinguent sous les noms de farine blanche, farine noire, semoules ou gruaux, remoulages ou recoupettes, petits et gros sons. Des tuyauteries nombreuses conduisent les uns à de nouveaux cylindres, les autres vers les chambres à farine où ils sont ensachés séparément et forment les farines fleurs, les remoulages, les sons.

Admirablement réglées pour produire de la farine parfaitement blanche, sans aucun débris d'enveloppe, au taux d'extraction maximum de 60 à 70 p. 100, les minoteries ont tardé, et même résisté quelquefois, à adapter leurs installations aux taux de mouture de plus en plus élevés que les circonstances exigeaient. Au début, elles se sont contentées, sans rien changer à leurs appareils, d'envoyer dans les sacs à farine une partie des produits bis, piqués de son. Puis, aux taux plus élevés, elles ont seulement changé leurs tamis pour d'autres à mailles plus grosses. Quand le taux minimum de 85 p. 100 fut prescrit, elles en arrivèrent à ne plus nettoyer les grains et à livrer pêle-mêle la farine, les petits sons et une partie des gros. L'outillage créé si parfaitement pour la farine blanche était détestable pour les hautes extractions, et aussi, on peut le dire, les meuniers répugnaient à pratiquer cette mouture qu'ils jugeaient déplorable parce qu'elle diminue de beaucoup la valeur des sons qu'ils pouvaient revendre. Cette mauvaise volonté des meuniers aboutit à la fabrication d'une farine vraiment défectueuse dont le public se plaignit amèrement. En même temps, certains meuniers résistaient légalement aux prescriptions administratives, allant jusque devant la Cour de Cassation discuter leur validité.

Les farines mal tamisées rendirent aisées à certains boulangers les fraudes dont la plus commune fut un nouveau tamisage donnant deux qualités de pain, l'un presque blanc qu'ils vendaient en cachette au-dessus de la taxe, l'autre réglementaire ou pire, par addition des sons enlevés au premier, vendu à boutique ouverte.

Les plaintes devinrent telles que la soudure des récoltes 1916-1917 assurée, le gouvernement renonça au taux de plus de 85 p. 100 et prescrivit l'extraction de farine entière, expression vague qui ne limitait plus le taux d'extraction.

Les farines bises se conservent mal. Ceci n'avait pas d'importance pour le ravitaillement civil, toujours à court et dépourvu de stocks à tel point qu'à certains moments on travaillait aux moulins des blés battus de la veille ou même réquisitionnés du jour. Cela en avait plus pour les besoins militaires et les moulins de guerre ensachèrent séparément les farines blanches et les produits bis qu'on mélangeait à la boulangerie au moment de la fabrication de la pâte.

Une autre difficulté provint de la mouture des succédanés. Ceux-ci sont de grosseurs et de dureté très différentes. Quand on voulut les réduire en farine dans les mêmes moulins que le froment ou, pire encore, quand on voulut les moudre mélangés au blé, on rencontra toutes sortes d'obstacles. La solution eût été de consacrer certains moulins au seigle, d'autres à l'orge, d'autres au maïs, d'autres au riz. On en fut empêché à la fois par l'urgence et par le manque d'entrepôts de farines permettant d'effectuer les mélanges.

Peu à peu cependant, la situation s'améliora, plus par le secours apporté à notre ravitaillement en céréales panifiables grâce aux Etats-Unis que par les meuniers qui se contentèrent seulement de remoudre les produits bis et les sons.

La guerre n'a pas apporté de progrès sensibles à la meunerie, surtout à cause du traditionnalisme des grands minotiers, traditionnalisme voulu, un retour des préférences du public pour le pain bis étant susceptible de modifier leurs installations, de diminuer la valeur des sons qui constituent un de leurs bénéfices et sur-

tout de rendre impossibles les stocks de farine nécessaires à la spéculation.

Plusieurs essais ont été tentés pour s'affranchir de la
meunerie.

Divers procédés de panification sans mouture avaient
depuis longtemps déjà vu le jour sans passer dans la
pratique. Pendant cette guerre, un moyen employé en
Italie sous le nom de pain de Bergame et de pain Fru-
gès a été introduit en France; l'intendant Pointe a préconisé un autre système; tous deux consistent à faire
tremper le blé pour le ramollir, puis à le hacher ou à
l'écraser. Ni l'un ni l'autre ne sont sortis de la période
des essais. Ils exigent une dépense de force motrice
plus grande que la minoterie et le trempage ne va pas
sans fermentations microbiennes.

La boulangerie s'oppose à la meunerie par sa disper-
sion et la petitesse de ses installations. Tandis que la
mouture tend à se concentrer de plus en plus dans des
établissements perfectionnés, la boulange continue de
se faire dans d'innombrables fournils éparpillés dans
tous les hameaux, tous les villages. A peine, si dans
quelques grandes villes sont apparus quelques établissements véritablement industriels. Dans ces conditions,
il est difficile de modifier ses procédés et ses traditions.

Les boulangers se sont heurtés à de nombreuses difficultés : manque de personnel entraîné tel qu'il a fallu
en rappeler des armées, pénurie de levure obligeant à
un travail plus long et plus délicat, et surtout inégalité
des farines fournies. En effet, seuls le froment, et à un
degré moindre le seigle et l'orge sont panifiables. L'ad-

dition de fortes proportions de succédanés empêche la
pâte de lever, les produits bis donnent facilement des
fermentations acides. L'ouvrier boulanger, sans connaissances techniques suffisantes, routinier, n'a pas su
travailler les nouvelles farines dont il n'avait pas l'habi-
tude, et comme on lui livrait chaque semaine les mélanges les plus divers, le pain s'en est ressenti fortement.

Au moment de la consommation des farines à plus
de 85 p. 100, nous avons préconisé, le Professeur Lapicque et moi, un procédé qui consiste à pétrir la farine
avec de l'eau de chaux. Propagé sous le nom de « pain
français » par le Sous-Secrétariat des Inventions, puis
par le Ministère du Ravitaillement, il s'est répandu tant
que l'on n'est pas revenu à des farines moins bises ; il
évitait les fermentations acides et donnait un pain de
meilleur goût et se conservant mieux.

Diverses variantes de ce procédé ont été suggérées
par d'autres expérimentateurs.

Pendant l'été de 1918, la consommation considérable
et toujours croissante de levure par les troupes américaines en France a fait craindre un moment qu'on ne
puisse plus fournir les boulangers civils des villes des
quantités nécessaires à un travail rapide et intense et
qu'il leur faille revenir exclusivement aux levains.

L'importation de levure séchée des Etats-Unis et la
conclusion de l'armistice ont dissipé cette inquiétude.

La levure est produite, on le sait à partir des grains
dont 100 kilos sont nécessaires pour obtenir 15 kilos
de levure fraîche à 80 p. 100 d'eau. De plus, l'appareillage des fabriques de levure est complexe et beaucoup

d'installations avaient été réquisitionnées par les poudreries pour la fabrication de l'alcool.

La France n'a pas eu à souffrir du manque de levure ni à se préocuper d'en augmenter la fabrication à partir de milieux ammoniacaux comme on l'a fait en Allemagne pour augmenter la quantité d'aliments azotés disponibles.

L'alimentation des troupes et celle des prisonniers en Allemagne ont obligé de perfectionner la fabrication des biscuits de guerre et d'y introduire une certaine proportion de caséine.

La question du pain, si elle a fait peu de progrès techniques, a provoqué de la part des physiologistes de nombreuses études qui ont modifié plusieurs des données communément admises.

A trois reprises, des examens d'ensemble de la question ont eu lieu, d'abord devant la Société scientifique d'Hygiène alimentaire, puis à l'Académie de Médecine, et enfin à la Commission d'alimentation de la Société de Biologie. Lapicque et ses collaborateurs y ont apporté de nouvelles expériences sur le coefficient de digestibilité des farines à différents taux d'extraction qui donnent raison aux taux élevés prescrits par le gouvernement.

Nous reproduisons ici les conclusions auxquelles se sont arrêtés les savants français lors du dernier examen de la question (Commission d'alimentation) :

« 1º Le blé doit toujours être nettoyé, débarrassé des impuretés et des graines étrangères qui s'y trouvent mêlées. 2º Les blés industriellement propres varient beaucoup de poids et de qualités. On peut prendre comme type un blé indigène moyen pesant de 76 à 77 kilos à l'hectolitre. 3° La mouture donne de la farine panifiable et du son. Mais les procédés de la meunerie ne permettent pas de séparer d'une manière parfaite les matières nutritives de l'amande des matières indigestibles de l'enveloppe; quel que soit le taux d'extraction, il passe toujours dans la farine quelques matières indigestibles et dans le son une proportion notable de substances alimentaires. 4° La valeur alimentaire des sons décroit progressivement à mesure que le taux d'extraction s'élève. 5° Il ne faut pas confondre le son, résidu industriel de meunerie, qui a toujours une valeur nutritive appréciable pour l'homme et l'enveloppe, élément anatomique du blé, qu'on n'obtient jamais pratiquement à l'état pur. 6° L'expression légale de farine entière ne correspond à aucune réalité précise, puisque la proportion de produits passant au tamis n° 100 (100 mailles au pouce linéaire) peut varier dans de très larges limites. 8° L'extraction à 85 p. 100 sur blé moyen est avantageuse et désirable, quand il n'y a pas lieu d'assurer une très longue conservation de la farine; elle ne laisse que 5 p. 100 d'indigestible et permet d'obtenir un bon pain; elle accroît la quantité de farine disponible pour l'homme sans diminuer sensiblement la valeur alimentaire de celle-ci; les parties du blé qu'on laisse passer pour obtenir des extractions plus élevées donnent des farines de moins en moins nutritives et de plus en plus difficiles à panifier; le son laissé aux animaux par l'extraction à 85 p. 100 contient encore une proportion notable de matières nutritives pour l'homme. 9° Pour passer de la mouture d'un blé type à celle de toutes les autres sortes de blé et obtenir des farines de qualité comparable, il suffit de travailler sur des moulins réglés pour la mouture sur blé type, sans rien changer aux cylindres ni aux bluteries. 10° L'addition de farines de succédanés à celle du blé est acceptable à la condition que leur proportion ne soit pas exagérée et que le mélange reste panifiable ».

Des essais de mouture et de panification de mélanges de farines de blés et de succédanés ont été pratiqués notamment par MM. Lindet, Fleurent, Arpin, Garola, la Section technique de l'Intendance; ils ont renseigné le Ministère du Ravitaillement sur les proportions à prescrire.

J'ai indiqué un procédé pour dépister les fraudes des boulangers par tamisage de la farine.

Malgré quelques craintes injustifiées exprimées sur les dangers des farines de riz ou de maïs au point de vue des maladies par carence, elles ont été employées sans inconvénient et les rares accidents attribués à la mauvaise qualité du pain semblent dûs uniquement à l'insuffisance du nettoyage des grains qui introduisait dans la farine des graines toxiques telles que celles de nielle.

La question de la viande a soulevé de nombreuses discussions.

La consommation considérable des troupes, la constitution au début de la guerre de troupeaux d'approvisionnement de bétail sur pied, la concentration par l'Intendance dans de mauvaises conditions d'un énorme troupeau dans le camp retranché de Paris, ont rapidement diminué le cheptel. Plus tard, les cours exagérés ont encouragé l'abatage, mais aussi la production. Le gouvernement n'a pas su, dans cette question extrêmement complexe voir suffisamment clair et prendre des mesures efficaces. Aussi a-t-on assisté à une série de réglementations contradictoires telles que celles des jours sans viande, les arrêtés préfectoraux sur l'abatage des veaux, etc., tandis que se pratiquait une spéculation exagérée. Dans les derniers temps de la guerre, la sécheresse, la pénurie des fourrages envoyés de plus en plus aux armées par les réquisitions, la rareté des sons et des pommes de terre réservés aux hommes de préférence aux animaux, le manque de tourteaux et d'aliments concentrés ont abouti à la situation que nous avons déjà rapportée dans la partie statistique de ce volume.

Un grand progrès a été accompli par les importations de viandes frigorifiées et conservées. La viande protégée ne semble pas avoir donné de bons résultats, mais la frigorification a certainement seule permis de sauver notre troupeau tout en ne nous privant pas de viande. Avant la guerre, nous n'avions qu'une organisation insuffisante des transports et des entrepôts frigorifiques. Le public répugnait à la consommation du « frigo »; on l'ignorait, surtout par suite de la résistance intéressée du commerce. Aujourd'hui, si toute résistance n'a pas encore disparu, tout au moins, « le frigo » est entré dans les mœurs des consommateurs des grands centres et un certain nombre de wagons et d'entrepôts frigorifiques ont été construits. Il reste à développer ces moyens de conservation et de transport et à les étendre aux autres denrées périssables, à multiplier les abattoirs industriels qui seuls permettent l'utilisation maximum des animaux abattus dans de bonnes conditions sanitaires, et aussi à supprimer pour Paris le monopole de fait du marché de la Villette.

La pénurie d'aliments pour le bétail a conduit à rechercher l'utilisation de nombreux produits de substitution et notamment les marrons d'Inde, les glands, les feuilles d'arbres, etc., déjà connus. La récolte des algues marines a été envisagée mais n'est pas encore sortie de la période des essais.

Il a surtout manqué, pour faire œuvre utile, de connaître le problème physiologique de l'alimentation du bétail, question non encore envisagée en France malgré son extrême importance économique et l'on a dû se contenter des données insuffisantes des agronomes, auxquelles sont venues s'ajouter quelques renseignements pratiques recueillis dans une exploitation par Gouin et Andouard. Ce problème de l'alimentation rationnelle des animaux de ferme reste un des plus urgents à aborder aujourd'hui.

Le conflit de l'homme et du bétail, ignoré le plus souvent, dissimulé par les producteurs de viande qui trouvaient dans les taxations incomplètes un bénéfice plus grand à nourrir les animaux de céréales et de pommes de terre qu'à livrer celles-ci en nature aux réquisitions, a été mise en lumière par Lapicque dans une conférence sensationnelle. Rappelant que les veaux nourris de lait et de farine ne rendent en viande que 9 p. 100 de la nourriture qu'ils ont prises à l'homme, que les volailles nourries de grains coûtent 30 jours de vivres pour en donner 2, que les porcs, au meilleur temps de leur engraissement ne restituent au plus que le quart de la nourriture humaine qu'ils ont reçue si bien que notre troupeau de 5 millions de porcs coûte autant à nourrir que 20 millions d'hommes, il s'est élevé contre la production excessive de la viande et a réclamé le sacrifice d'une partie du troupeau.

Les agronomes s'en sont ému et, à l'Académie d'Agriculture, Moussu a fait valoir que les céréales ne peuvent être obtenues qu'avec le travail des animaux, qu'ils transforment en nourriture humaine les résidus industriels, les prairies, les sous-produits de laiterie des fermes isolées que l'homme ne peut utiliser directement pour sa nourriture, qu'ils engraissent les terres par leur fumier, si bien que tout amoindrissement du cheptel serait une aggravation de la situation économique générale et conduirait à bref délai à la famine. La guerre s'est terminée sans que le bilan exact de l'utilité des animaux de ferme et de leurs dépenses ait été établi. Il reste à le préciser, car la question sera aussi intéressante en paix, quand il faudra savoir s'il vaut mieux encourager la culture ou l'élevage.

L'approvisionnement en lait des grands centres de consommation a été inférieur à celui du temps de paix, tant à cause des difficultés de transport que des taxations insuffisantes qui rendirent plus avantageuses les transformations en beurre et surtout en fromages de facile conservation.

Le manque de lait frais a développé la consommation des laits concentrés (appelés improprement condensés). On a vu une importation considérable de ces produits dont beaucoup étaient loin d'être irréprochables. De Rothschild et Porcher, puis Kling et moi-même avons signalé les fraudes et les prix exagérés pratiqués trop souvent, sans qu'aucun contrôle ait été effectivement pratiqué.

On a essayé de répandre la consommation du lait écrémé que Moussu a introduit à Maisons-Alfort.

Lapicque a réclamé la diminution des emplois industriels de la caséine pour la réserver uniquement à la consommation humaine dans laquelle elle a fini par pénétrer sous diverses formes dissimulées bien plus qu'à l'état de farine pure.

Les opinions des milieux scientifiques relatifs à la question du lait se trouvent exprimées dans les conclusions suivantes de la Commission d'Alimentation :

I. — Il importe avant tout d'assurer une quantité suffisante de lait entier, en nature et de bonne qualité, pour l'alimentation des enfants et des malades; en effet, il constitue pour ceux-ci une nourriture complète et irremplaçable.

II. — Cette quantité assurée, le reste de la production laitière constitue un appoint important à nos ressources alimentaires actuelles et, comme tel, doit être réservé, sous toutes ses formes, à l'homme de préférence à l'élevage et à l'industrie, étant bien entendu qu'un certain quantum doit être réservé à l'élevage.

III. — Le lait doit être consommé autant que possible en nature, sans aucune modification. Il importe donc d'étendre au maximum la zone de ravitaillement de chaque centre de consommation et de réglementer dans ces zones les industries de transformation du lait. Notamment, la production des fromages doit être contingentée de manière à ne pas entraver le ravitaillement en lait des grandes villes. Le fromage a toujours une moins grande valeur nutritive que le lait qui a servi à le fabriquer.

IV. — Là où le transport du lait jusqu'aux consommateurs est impossible, il y a lieu de favoriser la production du lait concentré non écrémé.

V. — Le lait écrémé provenant de la fabrication du beurre doit aller de préférence à la consommation humaine ; la consommation du lait écrémé à l'état frais ne peut être généralisée parce qu'il se conserve mal et peut être l'objet de fraudes ; il est préférable de le consommer après concentration ; il peut aussi être transformé en fromages ou en caséine, en perdant pour l'alimentation le lactose qu'il contient. Il est désirable d'utiliser au maximum pour l'homme la caséine, excellent aliment azoté et d'en favoriser la consommation en l'introduisant dans de nombreuses préparations alimentaires : pain, biscuits, gateaux, pâtes, cacao, etc.

VI. — Il est nécessaire que la vente des laits concentrés soit strictement surveillée ; la fraude en matière de laits concentrés est une cause certaine de mortalité infantile; les laits concentrés de composition insuffisante exposent les enfants qu'on en nourrit à des troubles de croissance et même à l'inanition.

VII. — La consommation des farines lactées du commerce n'est pas indispensable, si l'on peut attribuer aux enfants et aux malades une ration suffisante de lait, de bonne farine et de sucre pour leur permettre la préparation de bouillies ».

La pêche a très peu contribué au ravitaillement national et aucune mesure efficace n'a été prise pour l'intensifier, alors que l'Angleterre trouvait dans les produits de la mer une contribution importante à son ravitaillement en aliments azotés. Nous avons seulement essayé, Chevalier et moi, de sécher les poissons pour éviter leur perte en l'absence de moyens de transports rapides pour leur consommation à l'état frais, d'huile et de fer blanc pour leur mise en conserves.

Au point de vue des matières grasses, rien n'a été fait d'autre que d'étendre la fabrication et la consommation de la margarine et des graisses végétales.

Pour le sucre, rien.

En ce qui concerne les légumes, les fruits, et d'une manière générale les denrées périssables, les conserves en boîtes se sont multipliées. Le moyen de conservation le plus simple et le moins coûteux, le séchage, à peu près inconnu ici avant la guerre, bien que largement utilisé déjà à l'étranger, notamment en Allemagne et aux Etats-Unis, s'est développé en ces deux dernières années, notamment sur l'initiative du Service de Santé. Des légumes divers ont été séchés au moment de la récolte, entreposés secs et distribués aux hôpitaux à mesure des besoins. Des industriels ont également entrepris le séchage des légumes et on commence à trouver sur le marché des juliennes, des épinards, carottes, navets, pommes de terre séchés. Il est désirable que cette pratique du séchage se généralise ; elle aurait pu éviter le gaspillage de la récolte exceptionnelle de pommes de 1917, perdue en partie faute de tonneaux, la récolte de fraises de chaque printemps, celle abondante de fruits de cette année, inutilisées faute de moyens de transports pour la consommation à l'état frais et de sucre pour la conservation sous forme de confitures. D'ailleurs, même dans les conditions normales, le séchage des fruits destinés à la confiturerie sera, pour beaucoup, plus économique que la pratique actuelle de la mise en boîtes de fer blanc et leur stérilisation. Le séchage, en éliminant une grande partie de l'eau contenue dans les légumes et les fruits diminue leur poids, assure leur conservation sans précautions particulières, supprime les emballages spéciaux et notamment les boîtes de fer blanc, réduit leur volume et facilite leur transport ; il supprime les altérations dues à la gelée, à la germination, aux parasites, causes de gaspillage, notamment pour la pomme de terre ; il permet la répartition de la consommation sur toute l'année, la constitution de stocks, la régularisation des marchés, avec comme conséquence la stabilisation des prix, habituellement avilis par l'abondance ou élevés par la pauvreté des récoltes successives ; il facilite la répartition à longues échéances et à longues distances des surproductions temporaires de certaines régions. Peu coûteux et sans grandes difficultés techniques, il mérite d'être retenu à côté de la frigorification pour améliorer le ravitaillement du pays.

En résumé, les efforts des physiologistes et des techniciens ont vulgarisé les questions d'alimentation rationnelle, ont posé de nombreux problèmes nouveaux dont les plus importants n'ont encore pu être que posés ou à peine effleurés. Les procédés de conservation des denrées ont acquis droit de cité en France, notamment la congélation et le séchage; les conserves de toutes sortes sont devenues familières à tous. C'est là un des gains importants de cette guerre et qui lui survivra certainement.

Il est fâcheux qu'aucune impulsion n'ait été donnée à ces recherches commencées trop tard et trop dispersées pour porter tous leurs fruits, et que l'effort méthodique imposé à l'Allemagne par la famine n'ait pas eu chez nous de pendant.

L'OPINION

On ne peut parler du ravitaillement pendant la guerre sans esquisser tout au moins les variations de l'opinion en ce qui concerne les questions alimentaires.

Jusqu'en 1917, elle ne se manifeste que par des quolibets à propos de l'Allemagne et de ses restrictions. Ici, la nourriture est toujours abondante, l'augmentation des prix est à peine gênante et l'élévation des salaires produite par l'organisation de l'industrie de l'armement et des munitions empêche les milieux ouvriers d'en ressentir trop vivement les effets. Seuls les retraités, les petits rentiers, les vieillards, commencent à souffrir de la cherté de la vie, mais leurs difficultés n'ont pas d'écho.

Ce n'est qu'à l'apparition des premières mesures de rationnement, quand le système des cartes débute timidement par la carte de sucre, et aussi quand le pain change d'aspect, que l'opinion commence à s'émouvoir. Elle n'a pas cessé depuis de se préoccuper de la nourriture.

Ceux qui font le plus de bruit sont les consommateurs; ceux qui se défendent le plus énergiquement les commerçants.

Les travailleurs se plaignent de la vie chère et demandent des augmentations de salaires, sous menace de grèves. Pour les éviter, le Ministère de l'Armement le premier relève les prix de journées pour éviter le ralentissement des industries nécessaires à la défense nationale; les autres employeurs suivent et, malgré cela à la fin de 1917, les premières grèves éclatent, presque incessantes depuis. L'Etat accorde à ses fonctionnaires des indemnités de vie chère qu'il devra transformer en augmentations définitives de traitements. Mais, à mesure que le travail se paie plus, le coût de la vie augmente et les réclamations, à peine satisfaites, renaissent sans fin.

Les commerçants protestent contre la main-mise de l'Etat sur les denrées nécessaires, ils l'accusent de provoquer la hausse; ils lui reprochent la moindre erreur et rejettent sur lui toutes les difficultés.

Le dogme de la liberté du commerce n'a jamais été plus sacré pour certains qui oublient les bienfaits de la protection, tant réclamée par eux en période normale, pour ne plus voir que la gêne apportée à leurs opérations.

Chaque taxation. chaque contingentement est un nouveau sujet de plaintes, et plus encore d'interventions auprès des pouvoirs publics. Des parlementaires, mal renseignés ou plus sensibles à l'intérêt de leur électeurs qu'au salut de la nation, y prêtent leur appui. L'organisation purement commerciale du Ministère du Ravitaillement empêche bien souvent de juger de leur équité.

C'est un concert discordant d'opinions inexactes parce que partielles, partiales même. Quelques-uns rêvent de profiter du moment si difficile que la France traverse pour réaliser leurs vues théoriques de communisme intégral; ils demandent que le gouvernement réalise sans tarder la nationalisation, l'étatisation de la production et du commerce. D'autres voudraient la liberté du commerce plus complète qu'en temps de paix. Beaucoup ne voient que le trouble apporté à tel ou tel commerce particulier et croient nécessaires de lui faire accorder des dérogations spéciales.

Le rôle du Ministre du Ravitaillement, était forcément difficile au milieu de cette confusion d'intérêts de personnes, de clochers ou de partis! Il exigeait une vue très complète et très étendue de tous les besoins et de toutes les ressources, une connaissance précise des données physiologiques et des nécessités techniques, une décision rapide et claire, une énergie capable de vaincre toutes les résistances, tous les intérêts. La tâche a été laborieuse, et il ne faut pas s'étonner qu'elle n'ait pu être qu'incomplètement remplie.

L'opinion, telle qu'elle transparaissait autour de nous, et aussi telle qu'on la trouve exprimée dans la presse, ne s'embarrassa pas de tant de complications. Elle accepta sans difficulté le régime des cartes et des tickets qui satisfaisait son désir d'égalité; tout au plus, se plaignit-elle des pertes de temps qu'il lui causait. Désirant ne rien changer à ses habitudes d'alimentation, elle fut troublée par les restrictions, surtout celles relatives à la viande, auxquelles elle chercha souvent à se soustraire ; deux ou trois fois, guère plus, elle s'affola d'une nouvelle mesure ou même simplement d'une rumeur, se rua aux boutiques pour constituer des provisions. Mais, dans l'ensemble, le régime de guerre fut accepté sans difficultés et sans protestations.

Tout le mécontentement, toute la colère se concentrèrent sur les intermédiaires, confondus à tort trop souvent avec les commerçants détaillants. Ces « mercantis », ces « profiteurs de la guerre » sont devenus pour la foule la principale cause des difficultés de la vie chère et il faut bien reconnaître qu'un certain nombre de spéculateurs, parfois même étrangers au commerce régulier d'avant-guerre, ont tout fait pour lui donner raison.

Aujourd'hui, les questions économiques sont un peu moins ignorées et le public commence à se rendre compte que l'augmentation des salaires n'est pas la panacée qu'on avait cru.

Espérons que nous prendrons tous conscience qu'un seul remède assurera le retour à la vie normale sans trop d'à-coups : le travail, la production, sous le contrôle d'un gouvernement agissant et équitable. C'est la grâce qu'il faut nous souhaiter !

CHAPITRE IV

CE QU'IL FAUT FAIRE

L'armistice conclu, puis la paix signée, le pays a hâte de liquider la crise actuelle, de retrouver la vie facile d'autrefois, de sentir à nouveau la prospérité et l'abondance.

Au moment où je finis d'écrire ce livre, il savoure la joie de la victoire. Après cinq ans d'une tenue admirable, il éprouve le besoin tout naturel de relâcher le ressort trop constamment tendu. Comme après chaque période de violentes émotions, les individus oublient vite les dangers traversés, ils ne se soucient guère plus que de plaisirs. La journée de huit heures de travail, les augmentations de salaires satisfont en partie ce besoin.

Si nous faisions ici une esquisse d'histoire sociale, nous pourrions noter maints traits de cette réaction de détente : les consommations de luxe de certaines parties de la population ouvrière, les changements dans la toilette de certaines femmes, le succès des salons de danse et des cinématographes dans les villes, etc.

Il semble heureux d'ailleurs qu'il en soit ainsi ; ce goût des distractions est peut-être la plus sûre des soupapes de sûreté.

Seulement pendant le bal à bord, capitaine, mécaniciens et équipages doivent rester à leurs postes et continuer de parer aux dangers.

Dès maintenant aussi, on voit paraître la fatigue, la lassitude. Le public commence à sentir l'immensité de la catastrophe déclanchée par nos ennemis : pertes d'hommes, pertes de biens matériels, situation financière difficile. Il découvre l'énorme effort à accomplir pour reconstruire, non seulement les régions dévastées, mais encore la fortune du pays tout entier; il prend conscience du travail nécessaire pour conquérir la place que la victoire doit assurer à la France dans le monde.

Le pays est aujourd'hui un guerrier qui délasse son armure, le combat terminé. L'armure avait fini par le soutenir autant qu'il la portait. Passée l'excitation du triomphe, il va sentir toute sa fatigue. Il fléchit, le moindre heurt le ferait tomber. Retirons-lui doucement son vêtement de bataille ; point de faux mouvements ni de maladresses en lui passant sa robe de paix.

Sa joie de survivre calmée, sa fatigue oubliée, il ne tardera pas à recouvrer toute son activité, et récupérera en quelques années son heureux équilibre.

Mais le tout est de bien repartir, d'éviter les à-coups, les erreurs, les négligences, d'autant plus désastreux que nous sommes encore plus près de la guerre.

Le public ne se préoccupe pas encore de l'avenir. Pour lui, la guerre est maintenant du passé, ses horreurs s'estompent déjà dans son souvenir, il ne rêve pour le moment que de retrouver la vie facile, aisée d'autrefois, de voir cesser la vie chère et pénible.

Ce retour au passé est-il possible?

L'énorme consommation de richesses de toutes sortes de ces dernières années, les charges actuelles qui en résultent permettent-elles un pareil espoir?

Reverrons-nous la prospérité, l'abondance, la tranquillité des jours anciens?

Une souriante philosophie prétend que tout s'arrange, et en fait, il n'est pas d'exemple qu'après l'orage ne revienne le beau temps. Le temps est passé, après une victoire comme la nôtre, de discussions sur notre prétendue décadence, des doutes sur notre avenir. On peut, on doit être optimiste et faire confiance aux destinées de la patrie.

Seulement, notre génération, qui la représente en ces temps difficiles, se doit de hâter sa convalescence; après l'effort de guerre qui lui est incombé, il lui faut encore soutenir le prochain effort de paix nécessaire pour retrouver la prospérité.

Nous devons continuer d'agir, et surtout, ce qui est bien plus difficile, nous devons apprendre sans tarder ce qu'il convient de faire.

Il n'apparaît pas que, depuis l'armistice, nous ayons fait de sensibles progrès dans cette voie.

Les tickets de pain ont bien été supprimés.

Certaines interdictions d'importation ont été levées; mais on a ajouté aux droits de douane anciens une surtaxe d'abord *ad valorem*, puis basée sur le poids.

L'introduction des vins étrangers a été autorisée dans l'espoir de faire baisser les prix de vente exigés des producteurs français.

On a élevé à Paris des baraques, qui portent le nom de baraques Vilgrain, dans lesquelles l'Etat vend directement au public à des prix inférieurs à ceux du commerce de détail, des denrées variées dont beaucoup proviennent des stocks de guerre de notre armée et des armées alliées.

Des boucheries municipales ont été ouvertes pour débiter la viande frigorifiée.

Un Conseil économique a été reconstitué.

Enfin, ces jours derniers, le Ministre de l'Agriculture et du Ravitaillement, M. Boret a dû céder la place à la suite des critiques répétées que soulevaient plusieurs fâcheuses affaires, conséquences de la conception purement commerciale du ravitaillement.

Le nouveau ministre, M. Noulens, renonçant aux taxations, s'essaie à rétablir la liberté du commerce tout en arrêtant la hausse incessante des prix par leur contrôle moral de la part des consommateurs appuyés par de nouvelles lois.

Mais, toutes ces mesures n'empêchent pas la vie de devenir de plus en plus chère, les changes de nous être plus défavorables que pendant la guerre, la monnaie, trop abondante, de perdre chaque jour de son pouvoir d'achat.

Les baraques Vilgrain ne peuvent être qu'un remède de fortune, tout au plus bon tant que les stocks ne seront pas écoulés. Utiles pour maintenir les prix, elles représentent des frais généraux dissimulés sous le couvert du budget. Les boucheries municipales n'empêchent pas les autres de vendre elles aussi de la viande frigorifiée mais aux cours de la viande fraîche dont le public ne sait la distinguer. Le contrôle des prix par les consommateurs a déjà amené quelques bagarres et risque d'en causer d'autres encore qui n'atteignent jamais les spéculateurs les plus coupables.

Tout ceci n'est et ne peut être que provisoire, temporaire, peu efficace.

On peut trouver certains remèdes immédiats dans la stricte limitation des intermédiaires, si difficiles à atteindre en l'absence d'une organisation de la consommation ; dans les restrictions volontaires des consommateurs auxquels on a oublié jusqu'ici de les prêcher, et dès qu'on pourra, dans les importations abondantes, en attendant que notre production soit redevenue suffisante.

Certes, les avis ne nous manquent pas.

Le Parlement, depuis quelque temps, n'entend plus que des conseils sur notre résurrection économique. Chacun apporte son remède : produire dit l'un, acheter dit l'autre, transporter ajoute un troisième. Chaque question est l'objet de multiples discours où l'on trouve toutes les suggestions, malheureusement toujours partielles et incomplètes.

Des partis offrent des solutions toutes prêtes et très simples certes : rétablir la liberté totale ou au contraire confier tout à l'Etat.

La presse se fait l'écho de tous ces programmes que l'opinion n'écoute guère parce qu'elle ne les comprend pas.

En vérité, un trouble aussi formidable que celui apporté par la guerre ne se résoud pas par des théories et des discours.

Le moment serait mal choisi pour tenter des expériences sociales qui risqueraient, en cas d'échec, de nous faire perdre tous les fruits de notre victoire.

Nous sentons tous que l'idéal serait un gouvernement d'une infinie sagesse, connaissant clairement ce qu'il doit faire, jugeant bien toutes les conséquences de ses actes, maniant tous les moyens dont il dispose au mieux de l'avenir de la patrie, réussissant à passer sans aucun heurt de la socialisation imposée par la guerre à la liberté des heureux jours futurs.

Mais une telle perfection n'est pas de ce monde. En fait, nous nous bornons à désirer que le pouvoir agisse au mieux, à espérer qu'il surmontera les difficultés actuelles, lesquelles d'ailleurs iront en décroissant progressivement, et nous faisons encore plus confiance à la vitalité de la nation, à son énergie et à sa sagesse pour admettre que tout s'arrangera.

Que faire? Par quoi commencer?

Rien qu'en ce qui concerne l'alimentation et le ravitaillement, le peu que nous avons pu montrer dans ce livre prouve l'extraordinaire complication de la réalité.

La difficulté n'est pas d'agir mais de choisir.

Il ne convient pas à un simple citoyen, sans autorité et sans responsabilité sociale de tracer à lui seul un programme d'action. Moins qu'un autre, je ne m'en sens capable, en l'absence de nombreuses informations indispensables, quand je viens d'examiner le problème dans son infinie complexité.

Tout au plus, essaierai-je, pour finir ce livre, de rappeler brièvement au lecteur quelques solutions qu'on a déjà suggérées, de lui indiquer quelques questions qui se posent urgentes et sur lesquelles il pourra réfléchir, en s'aidant de la documentation rassemblée ici.

Le problème est aujourd'hui de manger, demain il sera de vivre et prospérer.

AUJOURD'HUI

D'abord manger.

La question n'est pas toute simple, et même à certains égards, la fin de la guerre l'a plutôt compliquée.

La solidarité qui liait les Alliés pendant la lutte n'est déjà plus aussi étroite. Les organismes interalliés de change, de ravitaillement, de transports ont disparu. Trop rapidement même, puisqu'il faut songer actuellement à les reconstituer en partie, sous une autre forme, pour éviter à certains pays une catastrophe.

Chaque Etat reprend peu à peu son individualisme d'avant-guerre.

L'Angleterre a cessé les crédits qu'elle nous faisait pour nous permettre de maintenir notre change; il nous faut maintenant payer les bateaux que nous louons ou achetons en Amérique et en Angleterre.

Nous sommes obligés de reprendre notre personnalité économique, de ne plus compter que sur nous pour reconstituer notre fortune entamée, pour revenir à un régime normal de liberté et d'abondance.

Au moment où paraîtra ce livre, la récolte de cette année sera terminée et l'on connaîtra exactement nos disponibilités pour l'année prochaine.

Dès maintenant, les évaluations qu'on en a faites permettent d'examiner la situation.

Notre récolte de blé ne dépassera guère 50 millions de quintaux; il nous en faut 85 au minimum. Nous trouverons aisément la différence, car la production mondiale, nous l'avons déjà dit, est supérieure aux besoins. Mais il nous faudra l'argent nécessaire pour payer ces 35 millions de quintaux et les bateaux pour les transporter.

Or, nous avons déjà beaucoup emprunté aux Etats-Unis et à l'Argentine; nous avons des remboursements à leur effectuer qui vont venir à échéance. Il nous faut donc trouver à nouveau de l'argent ou du crédit.

Notre flotte commerciale de 1914 comptait près de 2 millions de tonnes et elle ne suffisait à transporter que le quart de nos importations; le reste nous arrivait sous pavillon étranger.

La guerre en a fait disparaître près de la moitié (exactement 807.077 tonnes sur 1.926.737, soit 42 p. 100). L'Etat a bien commandé depuis l'armistice 500.000 tonnes et les armateurs privés autant, mais ces navires n'entreront en service au plus tôt que dans un ou deux ans. D'ici là, il faudra avoir recours au fret étranger qui sera rare et coûteux parce que tous les pays en manquent. Autre grosse dépense!

Les céréales autres que le blé seront également déficitaires et leur importation présentera les mêmes difficultés.

Afin que la récolte de 1920 soit supérieure à celle-ci et se rapproche de la normale, il faut donner au sol les engrais qui lui ont manqué pendant cinq ans. Nous en avons un certain nombre dans le pays ou dans ses colonies voisines : Algérie et Tunisie; leur acquisition ne nous appauvrira donc pas, mais il faudra les transporter. Rien que pour les phosphates, c'est près d'un million de tonnes à trouver rapidement.

Notre troupeau est appauvri et pour lui permettre de se reconstituer, il nous faut continuer de consommer de la viande frigorifiée; le lait est rare et pendant un certain temps encore, il nous faut avoir recours aux laits concentrés. Autres importations nécessitant du tonnage.

La campagne sucrière actuelle nous donnera tout au plus 150.000 tonnes sur 700.000 que nous consommons; nouvelle source d'achats à l'étranger et nouveau besoin de tonnage.

Quel que soit le produit que nous envisagions, nous trouvons un déficit de la production par rapport à la consommation, sauf pour quelques rares denrées, les fruits et les légumes verts que nous pouvons de nouveau exporter en Angleterre, les vins dont nous avons un stock suffisant.

Pendant la campagne agricole 1919-1920, nous allons donc être contraints, pour manger à notre faim, de trouver l'argent et le tonnage nécessaires pour importer de très grandes quantités de denrées alimentaires. L'argent, nous le trouverons en entamant un peu plus notre capital; le tonnage, nous devrons le payer très cher puisque nous n'avons pas su avant la guerre nous constituer une marine marchande suffisante. Si nous ne voulons pas nous appauvrir trop, il nous faudra encore nous restreindre, nous rationner, et si l'Etat nous rend notre liberté, en jouir avec beaucoup de mesure.

La période des vaches maigres n'est pas encore passée.

L'an prochain, les terres mieux cultivées, la démobilisation terminée ayant rendu à la culture ses travailleurs, la mise en service de beaucoup de navires actuellement en construction, la reprise de l'industrie nous fournissant des produits à exporter, il est certain que les conditions économiques cesseront d'être aussi pénibles et qu'on verra baisser le coût de la vie.

Jusque là, il faut tenir, comme en temps de guerre, en économisant le plus possible sur la consommation, en limitant ses besoins de toutes sortes, en s'efforçant de produire à l'intérieur des frontières le plus qu'on pourra.

Si l'on réalise l'effort nécessaire, nul doute que la partie sera gagnée et que, malgré ses pertes et ses deuils, la France restera parmi les grandes nations.

Mais si le peuple ne prend pas conscience de son devoir, s'il s'abandonne aux utopies ou s'il renonce à travailler beaucoup, notre fortune passée ne suffira pas à nous maintenir au rang que la victoire militaire nous a donné, nous serons vaincus économiquement par les nations plus actives, notre décadence ira se précipitant.

Notre devoir d'aujourd'hui apparaît donc simple :

manger juste assez, produire beaucoup et acheter le moins possible.

DEMAIN

Mais ce programme n'est que pour une année. Ce n'est qu'un moyen de liquidation et d'attente.

Après avoir mangé, il faudra vivre et prospérer.

Pour cela, une seule solution : produire.

Nos charges, pendant très longtemps, resteront formidables. Nous avons dit notre budget et notre dette. Ils s'accroîtront encore pendant quelque temps de toutes nos dépenses pour manger.

Il nous faut donc songer dès maintenant à produire suffisamment pour nous nourrir, plus encore pour exporter, afin de trouver assez d'argent pour payer nos dettes, refaire notre fortune, compenser nos sacrifices.

Alors, une question se pose, la plus difficile qui soit.

Il ne suffit pas de produire, il faut encore savoir quoi.

Est-ce l'industrie, ou le commerce, ou l'agriculture qui nous donneront rapidement le maximum de profits?

M. Méline dans un livre récent intitulé : *le Salut par la terre et le programme économique de l'avenir*, n'hésite pas à placer au premier rang la production agricole parce qu'elle peut être le plus vite reconstituée, parce qu'elle satisfait immédiatement à des besoins plus pressants que ceux auxquels l'industrie doit pourvoir, enfin parce que, seule, elle peut faire face à brève échéance aux charges écrasantes de l'après-guerre.

Les mines de fer et de houille que la victoire nous a rendues seront certes un appoint précieux à notre richesse nationale, notre industrie doit nous permettre d'acheter à l'étranger ce qu'il nous faut pour vivre, mais nous savons bien aujourd'hui, par l'exemple de l'Allemagne, le danger d'une production surtout industrielle, d'une insuffisance de nourriture sur le sol même.

Notre agriculture bien équilibrée nous a sauvés de la faim; elle peut et doit nous l'éviter encore. Labourage et pâturage sont toujours les deux mamelles qui nourrissent la France.

Est-ce à dire que nous devons nous efforcer de produire sur notre sol tous les aliments qui nous sont nécessaires et que nous ne devons rien demander à l'étranger? Ce protectionnisme outrancier n'est pas de mise quand un pays est appauvri.

Nous ne trouverons pas sur notre sol toutes les matières nécessaires à notre consommation; nous ne réussirons à produire certaines denrées qu'à des prix très supérieurs à ceux auxquels des pays étrangers pourront nous les fournir. Il est de notre intérêt évident que notre effort porte uniquement sur les produits que nous pouvons créer à bon compte, qui nous laisseront le maximum de bénéfices.

Toute la question est là : ne pas produire n'importe quoi, sans ordre et sans réflexion, mais bien savoir et choisir.

Je laisse à de plus savants que moi le soin de faire le partage entre l'agriculture et l'industrie.

Mais pour l'agriculture elle-même combien de questions se posent!

Vaut-il mieux encourager la culture du blé et suffire à tous nos besoins, plutôt que d'en importer et développer l'élevage? Est-il préférable d'acheter des céréales à l'étranger pour les transformer chez nous en viande que nous revendrons beaucoup plus cher? D'une manière plus générale, faut-il employer notre main-d'œuvre à créer des matières premières ou à transformer celles que nous ferons venir de l'extérieur?

Quand on contemple l'équilibre d'avant-guerre des productions alimentaires de la France, aussi bien que lorsqu'on imagine celui qui apparaîtra dans quelques années, un point noir se découvre, que nous ne pouvons pas taire ici. C'est la vigne, le vin, l'alcool de bouche, seules productions de plusieurs départements du Midi.

Les stocks accumulés sont considérables, la prochaine récolte s'annonce bonne et l'on ne voit pas où l'on pourra loger tout le nouveau vin. Cette région continuera de réclamer des wagons et des bateaux comme elle l'a fait pendant toute la guerre. Or, si le vin est un aliment, c'est un aliment fort encombrant puisqu'il contient neuf dixièmes d'eau; il occupe un volume énorme, disproportionné à sa valeur nutritive, et l'on sait quels impedimenta a été le « pinard » des poilus, quelle gêne il causait, encombrant wagons et camions quand ils manquaient pour d'autres transports plus immédiatement utiles.

Le vin n'est pas une nourriture essentielle, l'alcool encore moins.

S'ils représentaient, dans l'insouciance d'avant-guerre, un intéressant produit d'exportation, le seront-ils encore maintenant que chaque pays surveille ses dépenses et réduit ses transports au strict indispensable, si d'autres pays imitent la récente « sécheresse » des Etats-Unis? Les débouchés extérieurs se fermant, serons-nous contraints de boire tout l'alcool que le raisin nous donne, à le partager uniquement avec nos colonies? Ce serait pour nous une ruine : ruine du Midi, ruine de la race dont l'alcoolisme diminuerait la production et réduirait encore la natalité.

Ce problème est délicat et ne comporte pas de solution brusquée et immédiate, mais il faudra bien pourtant l'envisager aussi.

Pour répondre à toutes ces questions et à beaucoup d'autres du même genre qu'on peut et qu'on doit se poser pour chaque production, il nous manque encore bien des renseignements.

Nous ne savons presque rien de l'alimentation rationnelle des animaux de ferme, nous n'avons pas encore cherché les meilleures conditions physiques et chimiques des sols pour telle ou telle culture.

Nous ne savons même pas très bien ce que nous devons et pouvons manger.

Tout de suite, il nous faut donc produire, produire intensément.

Rien qu'en imitant l'Allemagne ou tel autre pays à culture intensive, nous pouvons en quelques années seulement, comme l'indiquait récemment M. Tisserand, porter notre production de blé de 88 à 130 millions de.

quintaux, augmenter celle de seigle de 8 millions, d'avoine de 41, de pommes de terre de 61, les fourrages, la viande dans les mêmes proportions. Ce serait chaque année un bénéfice supplémentaire de plusieurs milliards, presque ce qu'il faut pour couvrir toutes les dépenses de notre budget.

Pour cela, il suffit de sortir de la routine. Le choix des cultures basé sur l'analyse chimique et physique des terres, la sélection des semences, l'emploi rationnel des engrais, le travail du sol facilité par les machines, auxquels s'adjoindraient de meilleurs procédés de conservation des produits (frigorification, séchage), un meilleur rendement des industries de transformation, suffiraient à créer cette richesse.

Le paysan aime sa terre et n'est pas le plus insensible à l'appât du gain; il conviendrait donc de l'instruire, de lui montrer de quel bénéfice il se prive; une organisation d'enseignement ou mieux d'éducation agricole serait donc du plus grand profit.

Mais il ne suffit pas d'apprendre la science d'aujourd'hui, il faut créer celle de demain. Il nous reste beaucoup à découvrir concernant la nutrition des plantes, des animaux et de l'homme. Il y faut des expériences longues et souvent dispendieuses; nos laboratoires français ne sont pas outillés pour les entreprendre. Il faut donc sans tarder les doter en personnel et en moyens matériels suffisants.

Le consommateur lui-même, c'est-à-dire tout le monde, ignore les questions les plus élémentaires de l'alimentation; son éducation est tout entière à faire; on s'y est trop petitement essayé pendant la guerre; il conviendrait de continuer plus intensément.

Quand nous produirons de nouveau plus que nos besoins, il faudra vendre, exporter. Nous ne le pourrons avantageusement sans flotte marchande. Le problème du fret qui domine en ce moment toute la question du ravitaillement restera toujours un élément capital de nos échanges. Un pays doit avoir la flotte suffisante pour tous ses transports. Nous en sommes bien loin.

La guerre nous a encore appris que les cargos doivent trouver au bord du pays des ports bien équipés, d'où partent de nombreuses artères : voies navigables et chemins de fer. Il nous reste aussi à faire de ce côté.

Enfin, la vente à l'étranger ne réussit pas sans une puissante organisation commerciale ; il nous faut donc en créer une comparable à celle de nos rivaux.

A l'intérieur, la répartition des produits sera facilitée, les intermédiaires dont on se plaint tant seront utilement réduits par une coopération des consommateurs qui est à développer partout.

L'Etat doit naturellement intervenir dans la plupart de ces questions dont certaines même sont de son seul ressort. Il doit, dans l'intérêt général, dominer et diriger les activités particulières, et il le peut de diverses manières, par les facilités qu'il leur accorde ou les entraves qu'il leur apporte.

Notamment, il doit protéger la santé du consommateur contre les altérations des aliments dues à des ignorances du producteur ou à ses fraudes tentées dans un but de lucre; d'une façon plus générale, il doit assurer l'honnêteté des marchés; il doit s'opposer aux spéculations qui faussent les prix, et notamment aux accaparements.

Il doit prévoir les besoins essentiels du pays en temps de crise et empêcher que les conditions économiques particulières d'un moment ruinent ou réduisent trop une production indispensable. Il doit se dégager de la considération du bénéfice immédiat qui seule anime producteurs et commerçants pour sauvegarder les intérêts supérieurs de la nation.

Tout ceci n'a rien d'impossible et présente même beaucoup moins d'aléas qu'on ne croirait dans un pays comme la France qui a un long passé économique et qui a déjà pratiqué sur lui-même bien des expériences.

Le tout est d'agir avec sagesse, en sachant se tenir toujours au-dessus des intérêts particuliers du moment!

Finie la guerre et ses tristesses, finie la victoire et ses joies, reprenons donc notre courage.

Pour manger, vivre et prospérer, produisons.

Retournons à notre tâche, travaillons.

L'avenir de la France est en nos mains. Nous sommes les plus grands artisans de sa gloire. Produire, savoir, nous sauveront.

LES LEÇONS DE LA GVERRE

COULOMMIERS. — IMPRIMERIE DESSAINT ET Cⁱᵉ.

MASSON ET C⁰ ÉDITEURS

"Les Sciences d'Aujourd'hui"

Méthodes — Résultats — Hypothèses

VOLUMES PUBLIÉS

La Médecine

La Physiologie

Iᴸ *a toujours existé des collections de vulgarisation scientifique, mais leur sort commun est d'être dépassées à chaque
tournant de l'histoire des sciences. Nous dirions volontiers,
et plus exactement encore qu'elles sont dépassées à « chaque
génération », car c'est sous des perspectives sans cesse nouvelles
que les mêmes problèmes sont aperçus par les spécialistes et plus
encore par le grand public cultivé auquel s'adressent ces sortes
de collections.*

*Les événements en se précipitant depuis quelques années ont
achevé de bousculer nos points de vue anciens ; les nouvelles générations ont, semblerait-il, poussé à la fois plus nombreuses
et plus rapides. Et c'est à satisfaire les nouveaux besoins de
curiosité qu'elles apportent que s'emploie cette collection.*

*Conçus dans un même esprit et écrits par des spécialistes qui
font autorité, les livres de cette collection ne s'adressent pas à des
techniciens ou seulement à des étudiants, ils visent tous ceux,
si nombreux dans nos pays latins, qui éprouvent le besoin de
franchir les bornes de leurs préoccupations ordinaires et qui
aiment connaître des questions scientifiques des « généralités »
qui ne soient ni de vaines redites, ni de vagues lieux communs.*

On trouvera dans ces volumes sur les méthodes, *les* hypothèses
et les résultats *de la Science contemporaine, ce que nous pouvons
affirmer de plus précis tout en restant dans les limites des
connaissances générales d'un « honnête homme ».*

Dʳ Ch. SABOURIN
Ancien Interne des Hôpitaux de Paris.
Directeur du Sanatorium de Durtol.

Traitement rationnel

de la Phtisie

8ᵉ Édition

1 vol. de 522 pages. . . . . **7 fr. net**

DES ligues, des sociétés s'organisent un peu partout dans le pays, à l'exemple de ce qui se fait en Amérique, pour combattre un mal qui. se propageant, devient un fléau et que des mesures bien prises peuvent ralentir et diminuer considérablement.

Il importe avant tout dans la cure pulmonaire que le patient aille pour ainsi dire au-devant des instructions de son directeur médical, et la longue expérience du Dʳ Sabourin a su condenser en pages devenues classiques les conseils essentiels qu'il faut savoir vulgariser.

Dʳ F. LALESQUE
Membre correspondant de l'Académie de Médecine

Arcachon

Ville de Santé

1 volume grand in-8, de 798 pages avec 129 figures . . . **25 fr. net.**

POUR tous ceux qu'intéresse la climathérapie le nom du Dʳ Lalesque est inséparable de celui d'Arcachon.

C'est donc avec un véritable intérêt qu'ils liront cette importante monographie scientifique et médicale dans laquelle l'auteur a groupé tous les éléments susceptibles non seulement d'intéresser les médecins et les malades, mais aussi les touristes et ceux qui désirent connaître tout spécialement les caractères particuliers de la région.

Professeur Vittorio **VILLAVECCHIA**

Traité de
Chimie analytique appliquée

**Méthodes et règles pour l'examen chimique
des principaux produits industriels et alimentaires**

TRADUIT ET ANNOTÉ EN FRANÇAIS
par Paul NICOLARDOT
Docteur ès Sciences,
Membre de la Commission Internationale d'analyse.

Deux volumes grand in-8

Tome I. — 1 *vol. de* 526 *pages avec* 58 *figures et* 51 *gravures dans le
texte* . . . . **24 fr. net.**
Le Tome II et dernier paraîtra en mai 1920.

Il n'existe pas en langue française de traité de chimie analytique général auquel un chimiste non spécialisé puisse
recourir lorsqu'il a besoin d'effectuer un essai de réception, un
contrôle de fabrication, une recherche analytique particulière.

Il existe, certes, d'excellents traités donnant pour une industrie
particulière toutes les méthodes qui ont été proposées par les
auteurs, mais ces livres ne sont guère consultés avec fruit que
par les spécialistes.

L'ouvrage de M. Villavecchia se propose un tout autre but :
Les différentes matières produites par les industries les
plus diverses sont classées par chapitres bien définis, et, pour
l'analyse de ces matières, il n'est indiqué en général qu'une
méthode, celle que la pratique a montré être la meilleure.

Ce traité est donc *un véritable dictionnaire d'analyse chimique*
et sa place est toute marquée parmi les livres dont les chimistes
font un usage journalier.

Le C^t Nicolardot, qui a traduit le volume, l'a *adapté* aux
besoins français : des notes, des compléments, quelques modifications dans le choix des exemples en font un livre *original*.

MASSON ET C⁹, ÉDITEURS

LE PLUS SÉRIEUX	*De tous les Journaux*
LE PLUS RÉPANDU	*de*
LE MIEUX DOCUMENTÉ	*Vulgarisation Scientifique*

La Nature

Journal hebdomadaire illustré

Plus que jamais, *LA NATURE* mérite son titre de "REVUE DES SCIENCES ET DE LEURS APPLICATIONS A L'ART ET A L'INDUSTRIE" :

Elle n'est pas seulement le plus important journal français de vulgarisation scientifique, publiant avec de superbes illustrations de nombreux articles sur toutes les questions d'actualité, — physique, — chimie, — électricité, — art de l'ingénieur, — technologie, — agriculture, — sciences naturelles, — médecine, — etc., c'est aussi *un journal d'intérêt pratique* :

Par le *Supplément* que contient chaque numéro "*LA NATURE*" donne une aide précieuse à tous ceux qui s'intéressent aux questions techniques et qui, *à l'atelier*, — *à la maison*, — *à la campagne*, — cherchent à résoudre de la façon la plus rationnelle les multiples problèmes que soulèvent aujourd'hui plus que jamais les nécessités de l'existence.

Sous les Rubriques "*Informations*", — "*Recettes et Procédés Utiles*", — "*Sciences Appliquées*", — "*Bibliographie*", — "*Boîte aux Lettres*", les lecteurs de "*LA NATURE*" trouvent une documentation pratique, abondante et variée.

FRANCE. . . . . . ɪ ᴀɴ : **30** fr. — 6 ᴍᴏɪs : **15** fr.
ÉTRANGER . . . . ɪ ᴀɴ : **40** fr. — 6 ᴍᴏɪs : **20** fr.

o   o   o   **LE NUMÉRO :** o fr. **75**   o   o   o

Abonnements d'essai gratuits sur demande

Pr. 873   8₁288. — Iᴍᴘ. Lᴀʜᴜʀᴇ.

Décembre 1919.

MASSON ET CIE, ÉDITEURS
LIBRAIRES DE L'ACADÉMIE DE MÉDECINE
120, BOULEVARD SAINT-GERMAIN, PARIS

Extrait du Catalogue Médical

Vient de paraître :

R. BENSAUDE
Médecin de l'hôpital St-Antoine

Traité
d'Endoscopie Recto-Colique
Sigmoïdoscopie, Rectoscopie

*Un volume gr. in-8, de 48 pages avec 33 figures dans le texte
et 55 figures hors texte en noir et en couleur.*

Relié carton souple . . . . **28 fr. net**

Majoration comprise.

L A Rectoscopie, qui intéresse tous les médecins en raison de
la généralité des troubles qu'elle permet d'observer, fournit
dès maintenant un ensemble de renseignements précis sur les
maladies de l'Intestin et il est possible de grouper les résultats
déjà acquis.

Les non-spécialistes ont, comme leurs confrères spécialisés,
le devoir de les connaître puisqu'ils leur permettront de suivre
et d'*interpréter* plus exactement les enseignements de la pure
clinique.

Un traité de Rectoscopie supposait une édition de luxe et de
très nombreuses figures en couleurs. Aussi trouvera-t-on dans
ce volume, 55 images hors texte en plusieurs couleurs donnant
l'image de *tous les aspects normaux* et *des aspects pathologi-
ques* que présente le rectum à l'inspection du rectoscope.

Pr. 863. *Majoration temporaire de 10 0/0 sur*

tous les prix de ce Catalogue excepté

les volumes marqués prix net.

Dʳ Pierre RÉAL
Dentiste des Hôpitaux de Paris.

Stomatologie
du Médecin praticien

1 vol. in-8 de 29. p. avec 160 fig. et 4 pl., rel. carton souple. **8 fr. net**
(Majoration comprise.)

Dʳ Alb. TERSON
Ancien Chef de Clinique Ophtalmologique
à l'Hôtel-Dieu.

Ophtalmologie
du Médecin praticien

1 vol. in-8 de 490 pages avec 318 figures et 1 planche.

Broché. . . . . . . **12 fr net** ; cartonné. . . . . . **14 fr. 50 net**
(Nouveaux prix, majoration comprise.)

G. LAURENS

Oto-Rhino-Laryngologie
du Médecin praticien

(3ᵉ ÉDITION).

1 vol. in-8, de 568 pages avec 593 figures, relié carton souple **15 fr. net**
(Majoration comprise.)

MASSON ET C⁽ⁱᵉ⁾, ÉDITEURS

" COLLECTION HORIZON "

CHACUN DES VOLUMES 4 FRANCS

Accidents du Travail *des ouvriers des usines et établissements de la guerre.* — par VALLAT.

Les premières heures du Blessé de guerre. *Du trou d'obus au poste de secours,* — par P. BERTEIN et A. NIMIER.

L'Évolution de la Plaie de guerre. *Mécanismes biologiques fondamentaux,* par A. POLICARD.

Syphilis. Paludisme. Amibiase. *Cures initiales et blanchiment,* par P. RAVAUT. Préface du P⁽ʳ⁾ F. WIDAL.

La Fièvre typhoïde et les Fièvres paratyphoïdes, — par H. VINCENT et L. MURATET. (*Deuxième édition.*)

Traitement des Psychonévroses *de guerre,* — par G. ROUSSY, J. BOISSEAU et M. d'ŒLSNITZ.

Hystérie - Pithiatisme et Troubles nerveux d'ordre réflexe *en Neurologie de guerre,* — par J. BABINSKI et J. FROMENT.

Commotions et Émotions de guerre, — par André LÉRI.

Troubles mentaux de guerre, — par Jean LÉPINE.

Électro-diagnostic de guerre. *Clinique. Conseil de réforme. Technique et interprétation,* par A. ZIMMERN et P. PEROL.

Blessures de la Moelle et de la Queue de cheval, — par les D⁽ʳˢ⁾ G. ROUSSY et J. LHERMITTE. Préface du P⁽ʳ⁾ PIERRE MARIE.

Formes cliniques des Lésions des Nerfs, — par M⁽ᵐᵉ⁾ ATHANASSIO-BENISTY. Préface du P⁽ʳ⁾ PIERRE MARIE. (2⁽ᵉ⁾ *édition.*)

Blessures du Cerveau. *Formes cliniques,* — par CHARLES CHATELIN. Préface du P⁽ʳ⁾ PIERRE MARIE. (*Deuxième édition.*)

Blessures du Crâne. *Traitement opératoire des plaies du Crâne,* — par T. DE MARTEL. (*Deuxième édition revue.*)

Plaies de la Plèvre et du Poumon, — par R. GRÉGOIRE et COURCOUX.

Traitement des Fractures, — par R. LERICHE. (2 *volumes*)
    TOME I. — *Fractures articulaires* (97 *figures*). (2⁽ᵉ⁾ *édit.*)
    TOME II (et dernier). — *Fractures diaphysaires.* (*Épuisé.*)

Otites et Surdités de guerre. *Diagnostic; Traitement: Expertises,* — par les D⁽ʳˢ⁾ H. BOURGEOIS et SOURDILLE.